U0381350

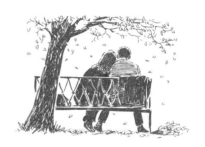

夫妻治疗 爱与性的戏剧

Couple Therapy Dramas of Love and Sex

[英] 芭芭拉·布卢姆菲尔德
Barbara Bloomfield

[英] 克里斯·拉德利　著
Chris Radley

赵秋蕙————译

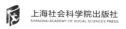

上海社会科学院出版社
SHANGHAI ACADEMY OF SOCIAL SCIENCES PRESS

"这本书以一种全新的、创造性的方式来解析夫妻关系问题，值得再三阅读并从中获得启发。"

——《每日邮报》专栏作家　贝尔·莫尼（Bel Mooney）

《夫妻治疗》这本新颖的图书通过 RELATE 咨询探索了两对虚构夫妻（及一个家庭）的私人世界。书中采用的漫画形式引人入胜、易读易懂，着重刻画了夫妻关系中的关键问题，是经历关系问题的男女'必读书'。"

——CBE，英国兰卡斯特大学（Lancaster University，UK）
组织心理学与健康学特聘教授，Relate 机构主席
卡里·L. 库珀（Cary L Cooper）

"这是一本创意十足的书，以独特视角向我们呈现了咨询室中发生了什么。表述清晰、全面，我极推荐有兴趣想进一步了解 RELATE 咨询的人来读一读。"

——英国 Relate 威尔士地区督导，Relate 研究所导师
珍妮·波特（Jenny Porter）

"这本漫画书探索了我们在亲密关系中都会面临的一些问题，精彩描述了如何在咨询室里解决这些问题。我很喜欢漫画传达的身临其境的感受，'咨询师在想什么'部分的点评增添了深度，每章最后还有很棒的督导记录。没有'傻瓜化'，这本书真正做到了洞察夫妻和家庭咨询过程。绝赞！"

——英国 Relate 威尔士地区执行总监
格威利姆·罗伯茨（Gwilym Roberts）

"这本精美的图文小说是一部详尽且实用的系统式夫妻治疗指南，读者可以借助所附点评和反思来理解夫妻是如何感知彼此的，治疗师又是怎样解决他们所遇到的问题的。我向任何想一探夫妻治疗的人推荐这本书。"

——英国国家开放大学（The Open University，UK）咨询预科学位主任
安德烈亚斯·沃斯勒博士（Dr Andreas Vossler）

"满载夫妻治疗的戏剧性和人文情感，芭芭拉·布卢姆菲尔德体贴入微的支

持、调停和反思与克里斯·拉德利栩栩如生的人物刻画相匹配，以饱含情感的漫画旁白将神秘的夫妻治疗室里的这些个案故事娓娓道来。有趣、深刻、感人且富教育意义——真是一段引人入胜的阅读体验。"

——英国 Metanoia 机构治疗目的创意写作理学硕士项目负责人

克莱尔·威廉森（Claire Williamson）

我想感谢我的先生，本（Ben），以及我的家人利维（Livvy）、佐伊（Zoe）和安娜（Anna），感谢他们对我的体贴支持。我同样要感谢我们贴心的编辑莫妮卡·李（Monika Lee）和她的团队，还有我在 Relate 的优秀同事。

——芭芭拉·布卢姆菲尔德（Barbara Bloomfield）

谢谢你，卡罗尔，与我相伴、疗愈我内心的另一半，我衷心感谢你所做的一切。

——克里斯·拉德利（Chris Radley）

后文所述的三个故事均属虚构，所有人物和场景均没有现实原型。尽管如此，它们确实反映了前来咨询的夫妻和家庭会面对的一些问题，也描述了咨询师如何帮助来访者解决问题。

目　录

作者介绍

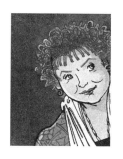

芭芭拉·布卢姆菲尔德（Barbara Bloomfield）是一位采用 Relate* 咨询的夫妻和家庭咨询师和督导师。她曾任报刊记者、BBC 电台记者、制片人，著有 *The Relate Guide to Finding Love*（2009）等书。

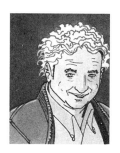

克里斯·拉德利（Chris Radley）绘制了本书插图。他是一位独立创意顾问，工作主要面向海外和英国社会慈善机构，主要从事写作和设计，撰稿涵盖政治讽刺漫画到图文小说。

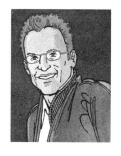

鲁迪·达洛斯（Rudi Dallos）是普利茅斯大学教授、临床心理学培训项目主任。他近期出版的作品有：*Attachment Narrative Therapy*（Open University Press，2006），*An Introduction to Family Therapy*，*Third Edition*（OpenUP，2010）和 *Reflective Practice in Psychotherapy and Counselling*（OpenUP，2009）。

---

* 编辑按：Relate 为本书核心概念之一，既指以关系为核心的治疗手段，也指作者所在咨询机构的名称。

引 言

我从小就喜欢看漫画。我还记得自己是怎样借助 *Beano*，*Topper*，*Roy of the Rovers* 和战争漫画等度过我在匈牙利的难民童年，学会英语的。所以，我很高兴受邀撰写这本图文书的引言，与芭芭拉一起提供些对于个案的反思评论。

有关心理咨询和治疗可说的有很多，我想先从一个更笼统的观点讲起：心理治疗和咨询是多感官活动。这看来显而易见，但你很可能不会意识到这点，因为大量的心理治疗专业书籍文字篇幅占绝对多数，而很少有图片。

夫妻治疗和咨询涉及两位来访者，不单需要倾听他们的讲述，还要感知他们的肢体动作、姿势、表情，有时还需注意他们的身体接触甚至体味。因此，即便充满激情、言语生动地叙述每次面谈，把书中内容投入实践时，读者在认识上还是存在巨大鸿沟。总之，重要的常常是细枝末节：一闪而过的微笑、特定场合的眼神接触、夫妻双方身体朝向相向或相背。

学习时运用全部感官学习效果最好也最全面。类似地，夫妻双方也需要在各层面对彼此作出回应。因而，咨询师/治疗师会出于这种活动的"戏剧性"，即多感官特性，精心选择工作方法。他们不想一个劲地抛出专业术语。最重要的是，咨询师需要找到夫妻间相对抗的言语、行动或姿势。这常常是两人的深层问题和困扰的根源："你到底在说什么？""你看来不太确定？""我们刚上了次毫不温馨的床。"诸如此类。发现口头和肢体言语中的矛盾同时需要视觉和言语线索。

芭芭拉和克里斯出色地完成了这本书，他们以一种迷人和创新的方式有机结合了语言和视觉媒介。他们所拥有的技术和技艺为彼此作了很好的补充：芭芭拉展示了她富同理心的咨询技术和具美感的咨询表达，克里斯则用美丽感性的绘画捕捉了咨询的视觉内容。这不是包含一帧帧凝固的图像的 DVD，通过图片及对应的注脚和反思，我们被请进了咨询师和来访夫妻的内心世界。

语言和视觉的"思维泡泡"将带领我们了解咨询师对症结的思考判断和临床处方。我们可以看到他们是如何联系自身体验（反移情），选取心理学和心理治疗理论，并将这些与来访夫妻的经历结合起来的。类似地，我们也受邀想象夫妻每一方随咨询进行产生的不同想法和感受。语言表述结合视觉图像使这一过程难以置信地易行和引人入胜。将两方面的材料相结合也有助巩固学习和记忆这些平日不怎么容易掌握的知识和技术。

由此可见，这本书是一份适用于不同读者、不同阅读目的的宝贵资料：新手可以一窥咨询的艺术和科学，知晓与来访夫妻所面对的困境联系紧密的心理源头。见习咨询师可以简便而不乏洞察和启发地学到夫妻咨询"技艺"的方方面面。咨询导师可以在课程或者工作坊中使用这份宝贵的资料。即使是有经验的导师和门诊医师，本书也有助于他们厘清思路、重获灵感。

最后，我有幸见到芭芭拉，并给出对每一个案例的反思，希望读者对这些能感兴趣。这些是我对夫妻治疗的思考中最生动鲜活的部分。问题和背后的心理动力十分复杂和棘手，咨询师也需要支持和启发，需要抵御自满甚至共情疲劳。毫无疑问，做夫妻咨询受到的挑战和收获一样多。批判的同时进行建设性的自我反思，芭芭拉在这方面的热情给我留下了深刻印象，反思部分正体现出了这一点。我想重申，这些访谈记录确实是学习如何督导 / 受督导的可贵资料。

鲁迪·达洛斯（Rudi Dallos）

于普利茅斯（Plymouth），2013 年

前　言

我们今年庆祝这个大家庭的 75 岁生日，Relate 一直在探索新颖的方式，以帮助陷入家庭和夫妻关系困境的人们。我们知道许多人对自己在生活中遇到的问题感到害怕和羞耻。这本书的主要作用就是掀开心理咨询的神秘面纱，带领读者走进咨询室，在三组虚构的来访者的身边坐下。

基米（Chimi）和柯尔斯顿（Colston）在等待他们的第一个孩子降生。另一对夫妻带他们惹事的儿子来 Relate。第三对，安德烈娅（Andrea）和安东尼（Anthony），正在同他们的性生活问题作斗争。我希望这些不同的故事能帮助读者回顾自己的生活，自己又是如何应对生活中的挑战和改变的。我也希望读者读完这本书后能有这样的想法：解决不愉快的夫妻关系永远不晚；夫妻咨询是段温暖、支持性的、常常能带来改变的经历，绝不是一些人想象的可怕经历。我们非常荣幸每年有 150 000 位不同年龄、背景和性取向的来访者选择信任我们，与我们分享他们的私人生活。我更希望有更多人在读过这本书后，拿起电话或在网上联系我们寻求帮助。

《夫妻治疗：爱与性的戏剧》以引人入胜、富有同理心的方式，向人们展示咨询室里发生的事情。这本书很有趣，涉及不同层次的内容，展示了全新的看法可以给陷入危机或处在低谷的夫妻关系带来怎样的改变。

在我们的发展历程中，Relate 已训练了数以千计的执业者，今天我们雇有 1 700 名咨询师和治疗师。芭芭拉·布卢姆菲尔德展示了我们的从业者所具有的技术、热情和对来访者的理解。我很肯定关系咨询专业的学生和更有经验的从业者能从这份资料中学到很多东西，我也希望能有读者受启发迈出第一步，来 Relate 受训，未来成为我们工作团队的一员。

露丝·萨瑟兰（Ruth Sutherland）

Relate 首席执行官

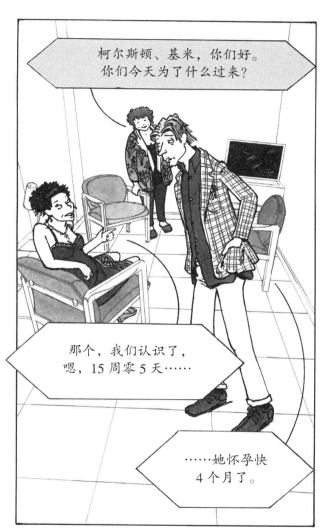

陌生人的关怀

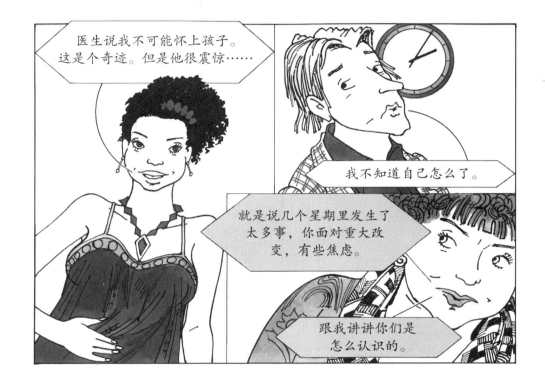

　　与这对夫妻一起工作意味着需要找到两者共同面对的问题，而非指明两者的不同观点。所幸我准确总结出他们共同的处境，这样他们就能冷静下来，听到我能够理解、共情他们面对的挑战。

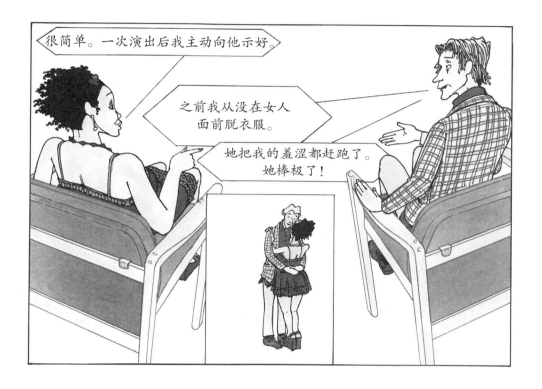

对我来说，在咨询中遇到这样深爱彼此的夫妻比较少见。但我们能感觉到这种爱是不是有点像在"蜜月期"？

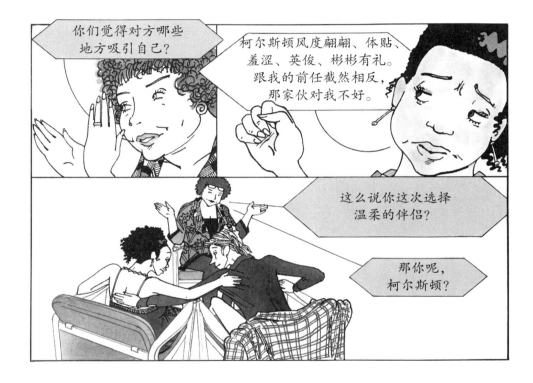

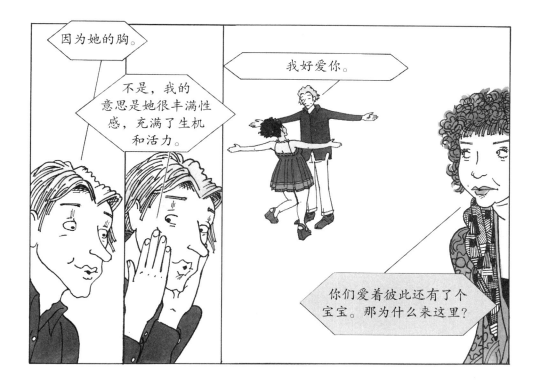

　　柯尔斯顿红着脸冒险坦陈刚开始吸引他的是基米的曲线。我感觉到，为了成为一个自信的成年男人，他被迫快速"自我成长"。

　　等待第一个孩子出生会带来典型的夫妻矛盾。他们哪个才是"最大的宝宝"——谁是那个在真正的宝宝出生前需要更多照顾和关注的人？基米想要自己的孕期变得"特别"，但柯尔斯顿似乎表示他才是需要特殊照顾的人，这样他就能管理好自己的焦虑，继续跟基米在一起。

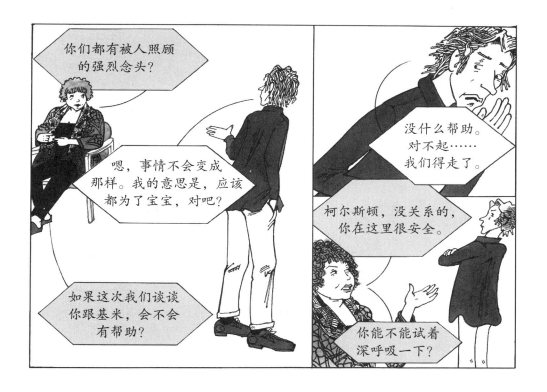

　　这里，柯尔斯顿"表演"了他的焦虑，威胁说要结束访谈。也许他在测试这间咨询室是不是能提供足够的涵容和支持？鉴于他还没学会用成年人的方式来处理焦虑，他是不是觉得很难让自己平静下来？我想知道，面对本应属于自己的关注被柯尔斯顿夺走的状况，基米会怎么应对。

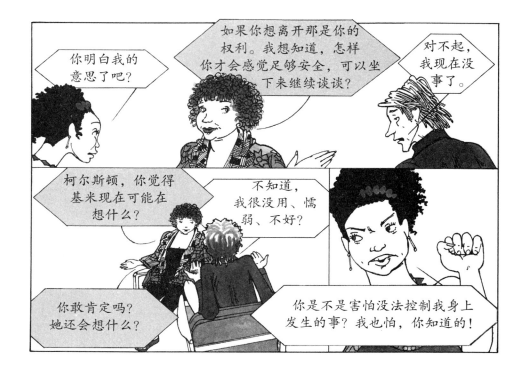

　　基米暗示了她的心理感受性。我觉得此刻她很像柯尔斯顿的"家长"，相比之下，基米在对权力和控制的提问中表现得更像成年人。自然而然，柯尔斯顿占据了咨询室里权力的中心地位——这是否反映了他、他母亲和他外祖母之间权力的三角关系？

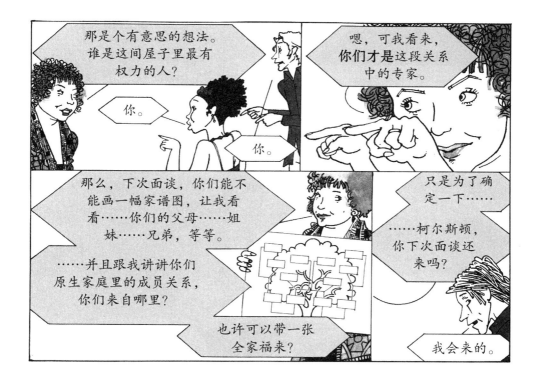

　　这个时候，每位来访者都会认为对方拥有权力。但是，我抓住这个机会提醒这对夫妻，掌控这次面谈的是他们。他们有是否继续咨询的成年人应有的选择权。

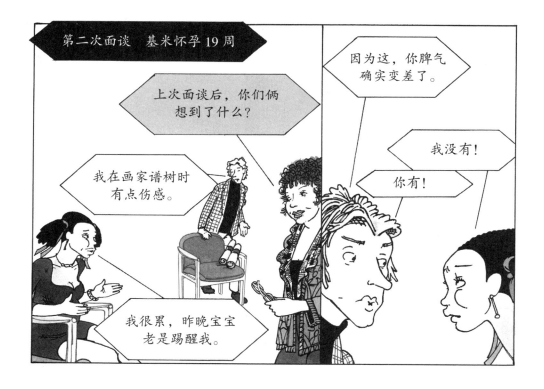

　　家庭作业任务很重要，因为这让来访者在面谈之外能聚焦问题，幸运的话，家庭作业会变得很有效、有趣，加深来访者对自己和彼此的认识。家庭作业"你是谁？"是一堂速成课，对他们这样的跨文化夫妻来说尤其重要，人种、文化、性别和阶层等都是重要因素。

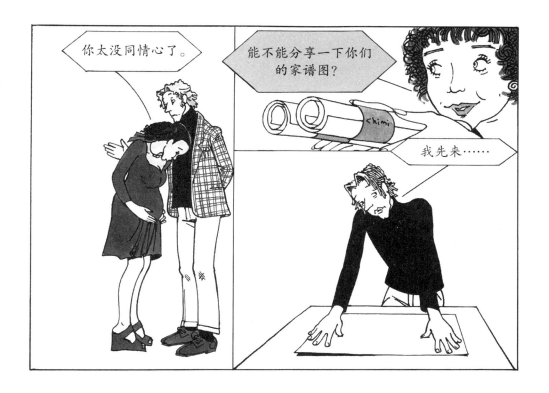

　　以孩子气的针锋相对开场会耗费双方的心力，比起关注他们各自的感觉是怎样的而裹足不前，我还是选择先看一看他们的家谱树。我希望这能重新给他们带来力量，拓宽我们的对话。

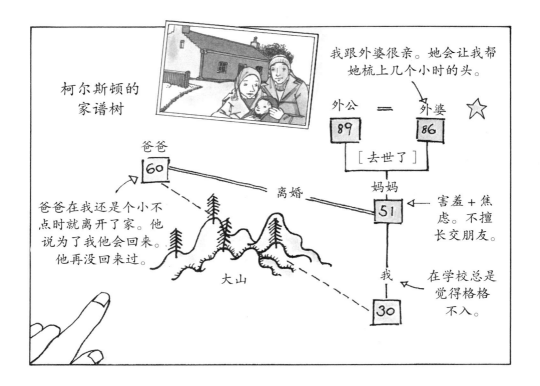

很容易明白，柯尔斯顿害怕成为父亲是因为他自幼生活清苦、孤独。我们可以注意下他与外祖母关系很好这一保护性因素。

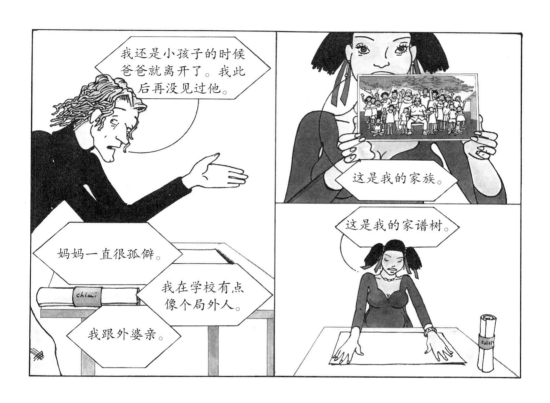

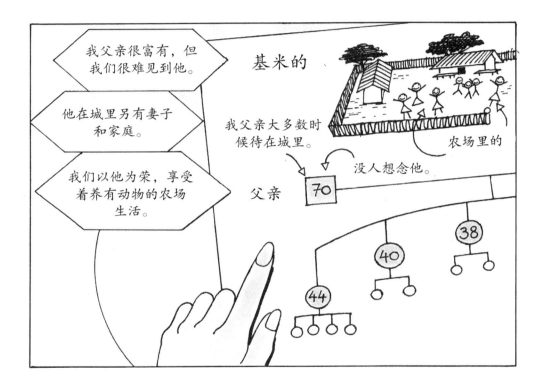

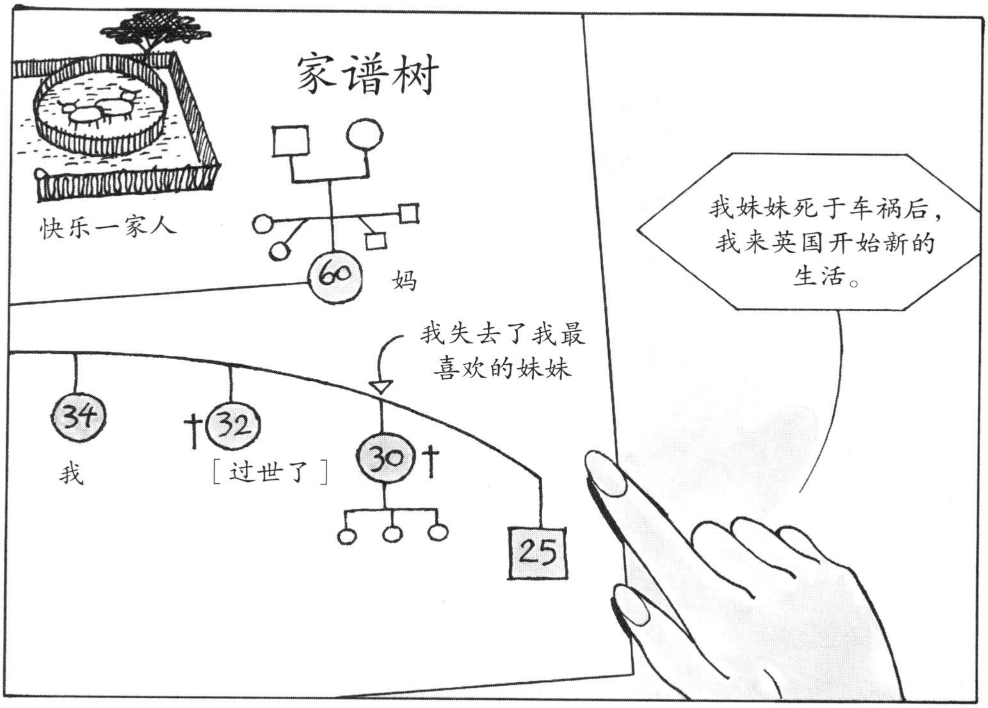

家谱树

快乐一家人

60　妈

我失去了我最喜欢的妹妹

34　我

†32　[过世了]

30　†

25

我妹妹死于车祸后，我来英国开始新的生活。

　　基米的成长环境很不一样，在家人的陪伴下长大，我们能感觉到她与柯尔斯顿不同的成长感受。她父亲另有一个家庭——她的南非背景会如何影响她对父亲身份的理解？

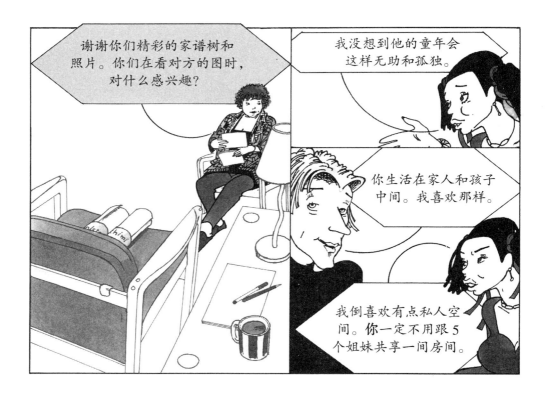

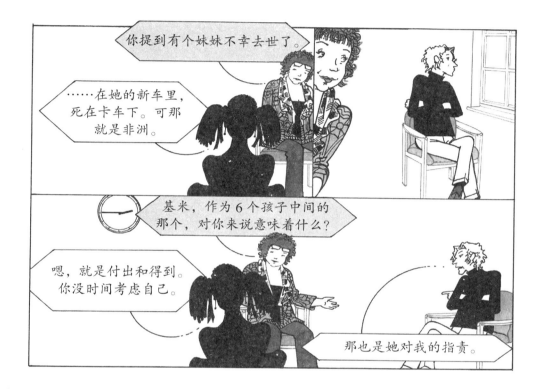

　　我注意到基米接受了现实，几乎对她妹妹的死表现出理所当然的语气，进一步探索这方面可能会有用。

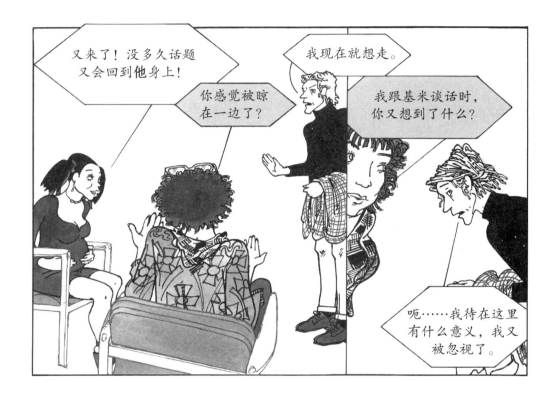

　　更需要担忧的是，当我们关注基米的故事时，柯尔斯顿失去了兴趣，表明他缺少接纳包容她的感受的能力。尽管不乐意，他还是承认在伴侣试图谈一些痛苦经历时，开始谈论他自己的事是一种沟通上的"罪过"。

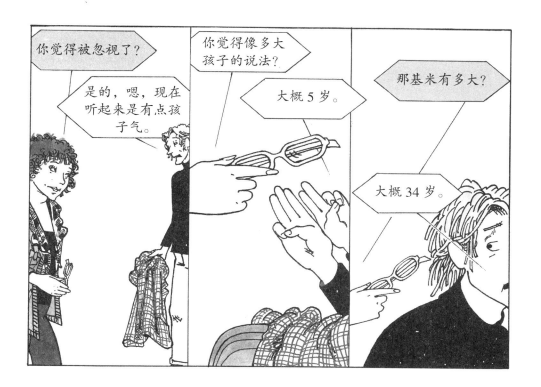

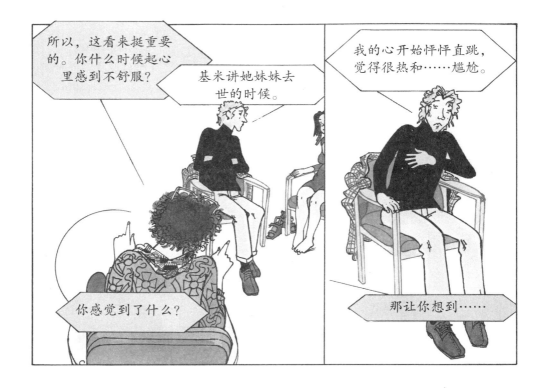

　　我很感激有这个了解他们互动模式的机会，我想帮助柯尔斯顿发展出对伴侣更好的共情能力。

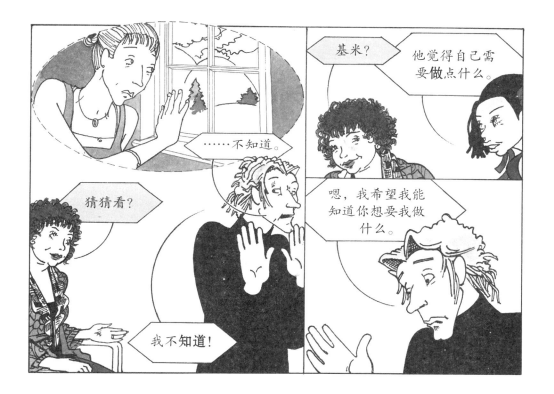

　　我们退后，回到让他感到不舒服的地方，这提出了一个假设：在柯尔斯顿小的时候，他母亲很难关注到他作为一个孩子的感受，这形成了一种代际模式。基米猜想，她的伴侣无力缓解她的痛苦是男女间常见的差异：一般说来，女性想要被"倾听"，男性想要"解决问题"。

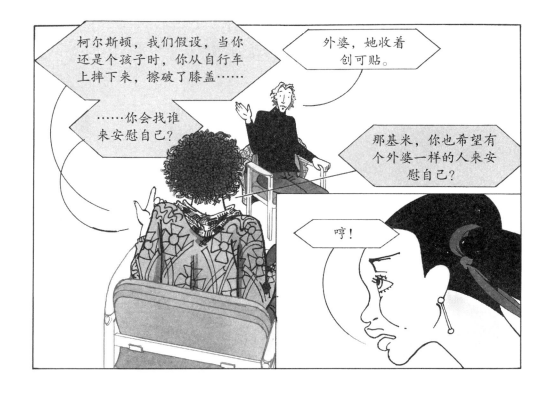

　　这看来是个不寻常的问题。但询问来访者，在他们小时候，是否有双亲、朋友或家人会给予安慰，常常能让他们从中获益；而意识到并没有这么个人能带来启发。正如鲁迪·达洛斯对这个案例的点评：柯尔斯顿从替外婆梳头中获得心理上的安慰，但没有人来慰藉**他**。

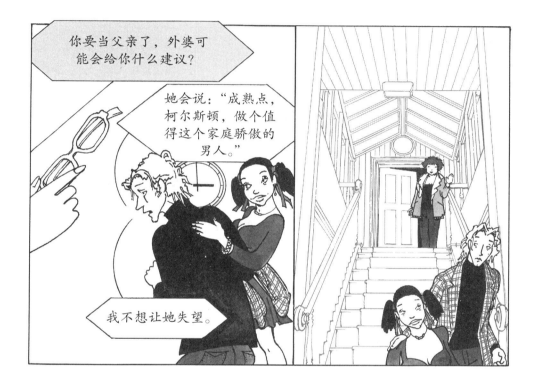

　　已过世的睿智长者和受尊敬的家人能成为可用的智慧的来源。讲述他人的智慧比表达自己的智慧更容易些。对拥有信仰的来访者，问他他的神会对他面临的担忧或问题说些什么是个有用的做法。

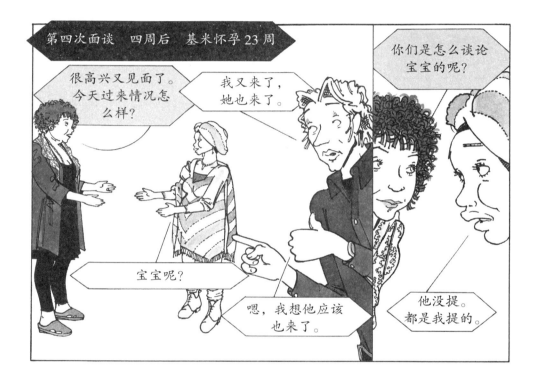

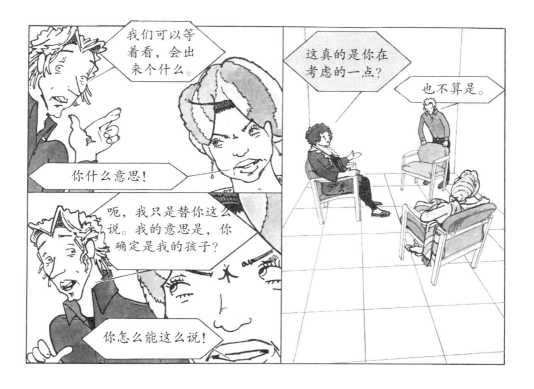

　　柯尔斯顿对宝宝的想法已然触怒基米，可能导致无果的争吵。所以，我决定侧面抛出这个问题，他便停止了"谁是宝宝的父亲？"这个"游戏"。如果我们让对话继续围绕这个话题下去，显然会对这对夫妻的感情造成破坏。

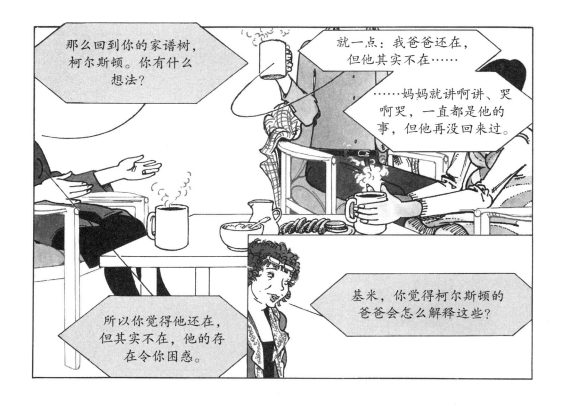

　　我觉得回到上周对话的内容，看看他们有什么新的思考会有帮助。看起来柯尔斯顿确实在思考他父亲遗留下来的影响。

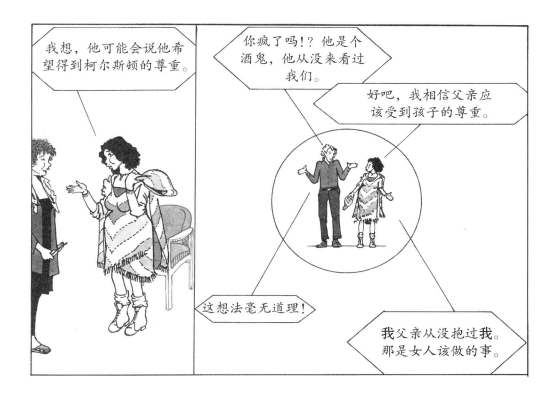

　　基米基于她文化背景的想法让她的伴侣感到震惊。尽管拒绝了她的解释，但是柯尔斯顿儿时对体贴父亲形象的渴求正在转变。

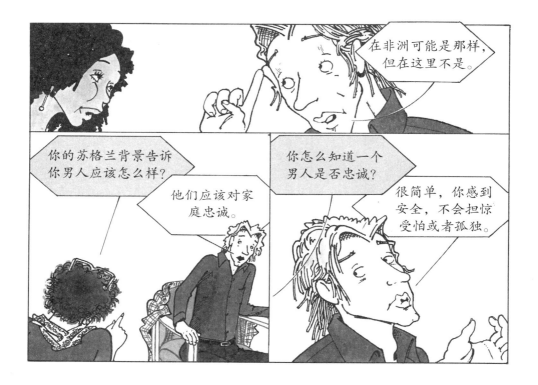

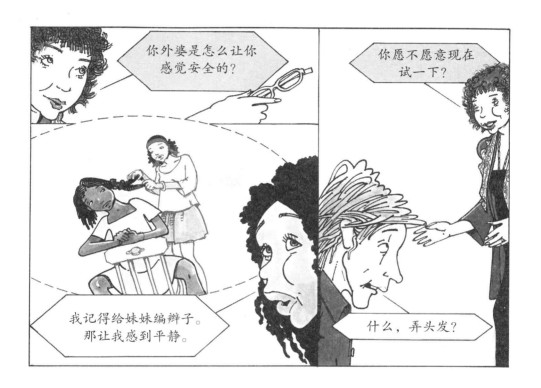

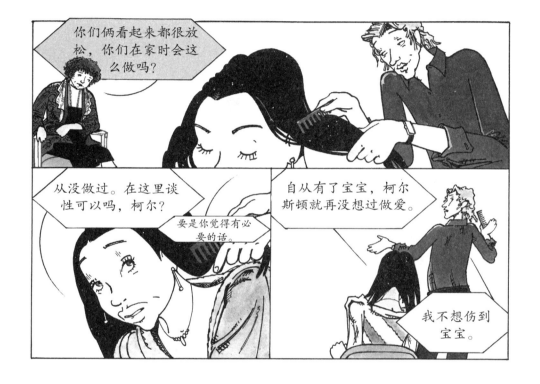

科拉品特（Colapinto，1981）认为，活现（enactment）是一种"治疗师改变来访者现有（互动）模式"的方法。这对夫妻很难安抚对方是因为，一方想得到安慰时，另一方会感到愤怒，因为他们都觉得自己更该受到安慰。这里我们看到，他们被鼓励放大表达爱的情景剧。整理毛发是动物世界里一项经典的增进情感联系的行为，尽管这在咨询室里并不常见。

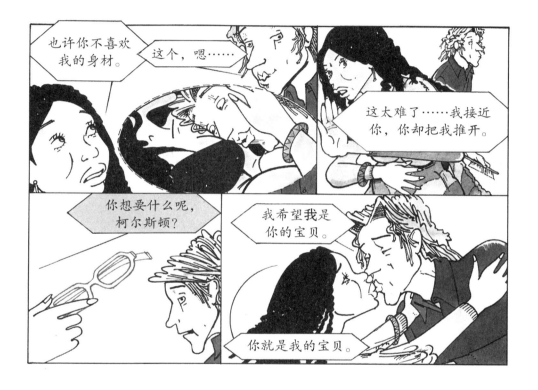

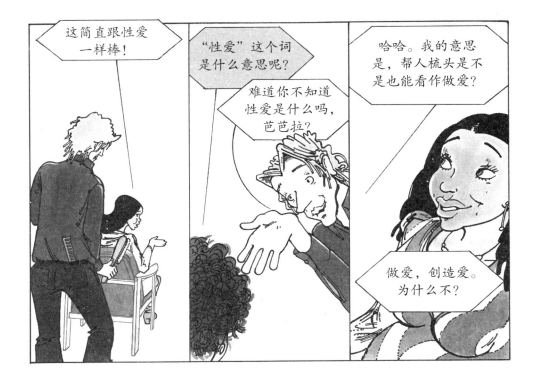

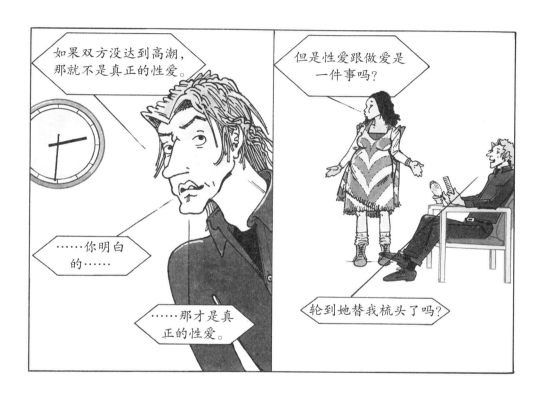

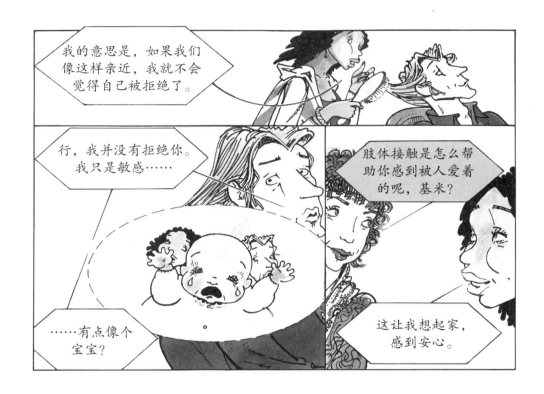

　　又一次，我们看到柯尔斯顿是怎么固执于要当家里"最大的宝宝"。但基米没被这种对话所激怒，并且开始能做到让他放心，会给予他足够多的爱。

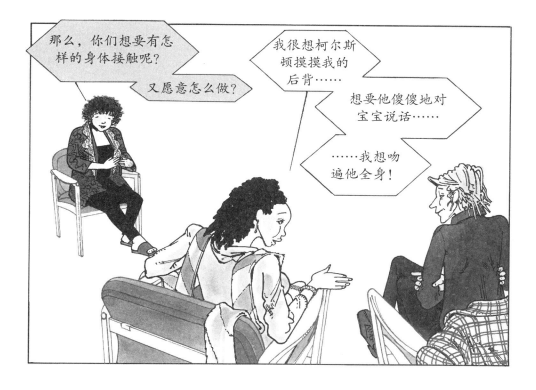

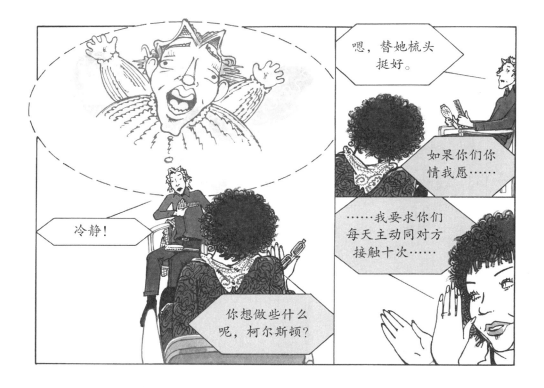

这是这对夫妻就性和爱所进行的长时间对话里的一小段。基米怀孕带来的不便使柯尔斯顿对常规性爱感到为难，但他还有很多其他方式可以用来与伴侣保持亲密、表达爱意。

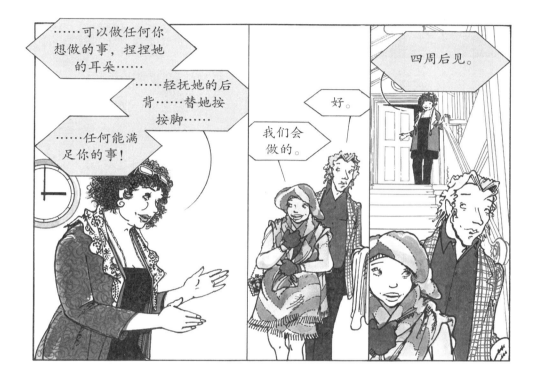

　　看来这可能是交流爱意的实用方法，作为家庭作业也足够好玩有趣，不会威胁到这对夫妻刚开始回暖的关系。

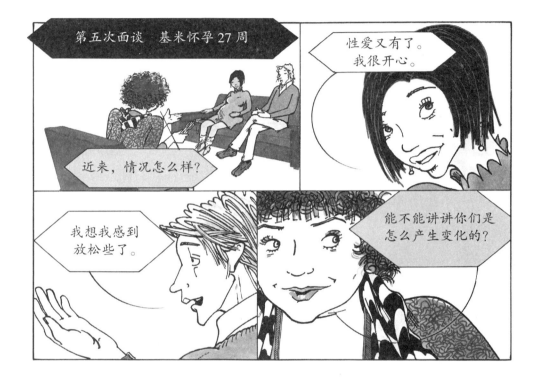

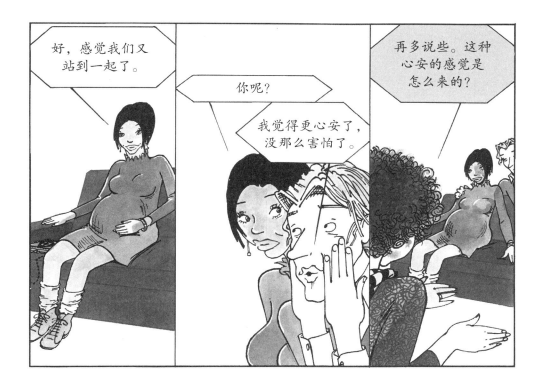

看到这对夫妻的夫妻生活正在改善，令人振奋。我想探究的是：到底是什么带来了改变？他们的想法或做法有了哪些不同？

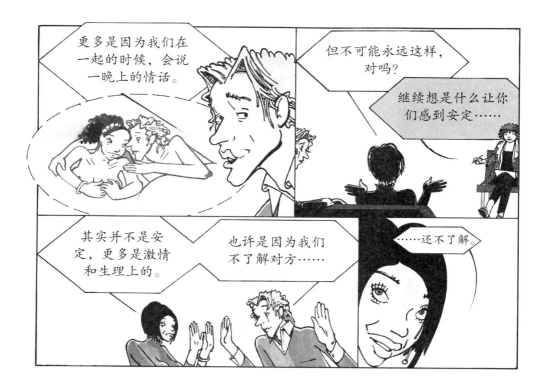

　　柯尔斯顿说出了我对他们关系的看法，他们只认
识了几个月，还处于基于身体吸引所带来的激情。

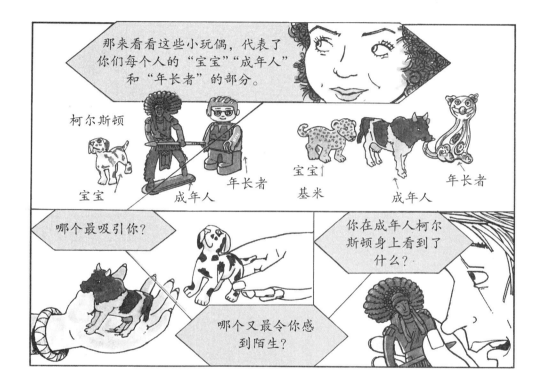

　　横断分析帮助来访者识别他们在什么时候会有"父母""成年人"或"孩子"的想法和做法。大多数时候，作为成年人，我们会希望用成年人的自己来支配生活，尽管有时也会享受像孩子那样做事，有时也需要像养育或批评后代的父母那样行事。

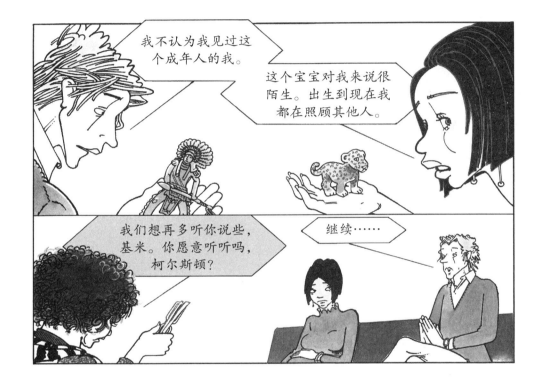

当夫妻中的一方想要改变关系时，不稳定的亲子动力就会出现。在这个案例中，基米可能会对柯尔斯顿表现出的"要人疼的孩子"的态度感到厌烦，因为她自己正怀着孩子。也可能是柯尔斯顿想成为一个成年人，而要让基米不去"照料"他也很困难。

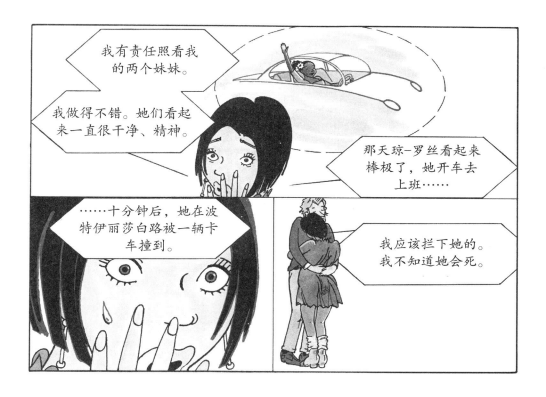

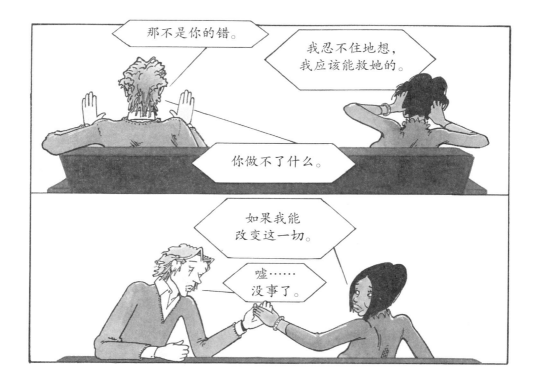

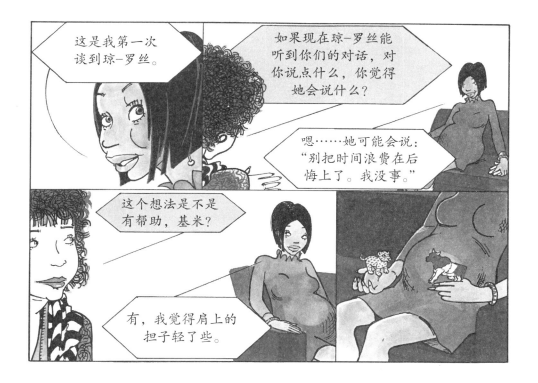

　　我认为，咨询师可以巧妙地让来访者吐露对逝者的想法。

　　有时，在经历丧亲之痛后，我们会不知道该把逝者放在家中的什么位置。这里，我设想基米仍可以与她离世的妹妹保持联系并与之对话。

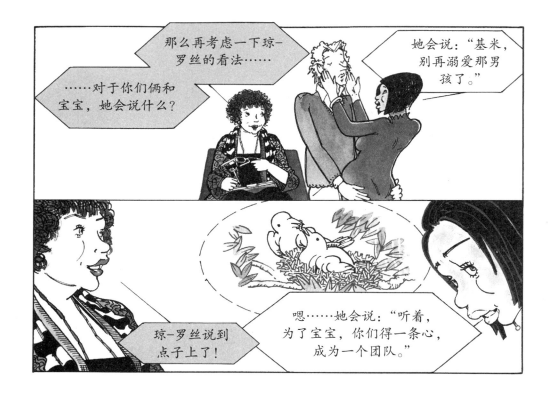

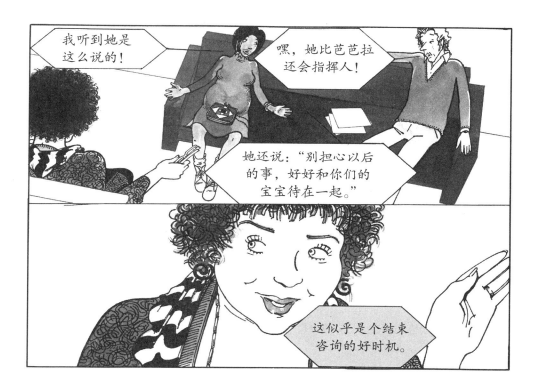

　　外化他人（externalised other）是一种使来访者"说出无法说出的话"的方法。如果我们请柯尔斯顿或基米"亲口"说出这些想法，我不敢肯定他们是不是准备好了。当我们"说出无法说出的话"时，我们当时的勇气和话语会一直萦绕在心头，哪怕是在咨询结束很久之后。

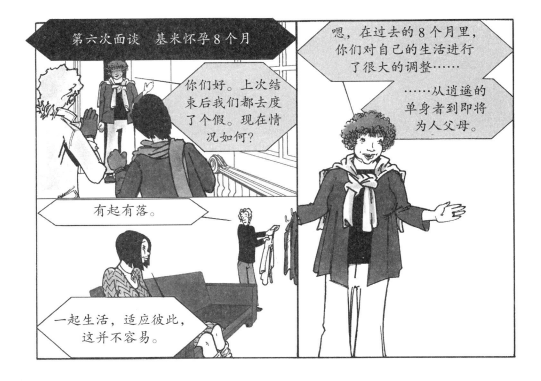

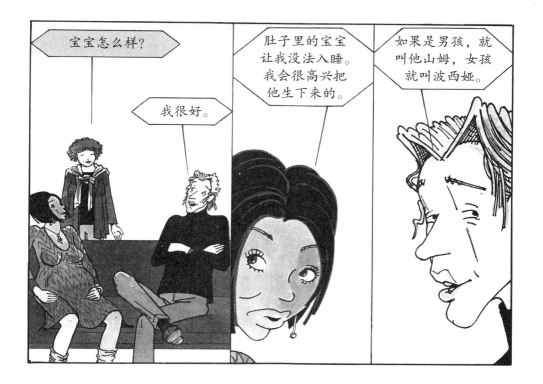

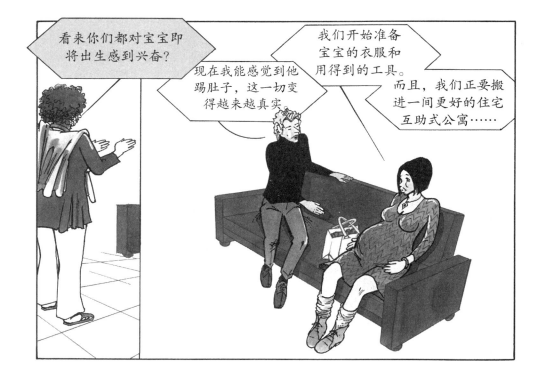

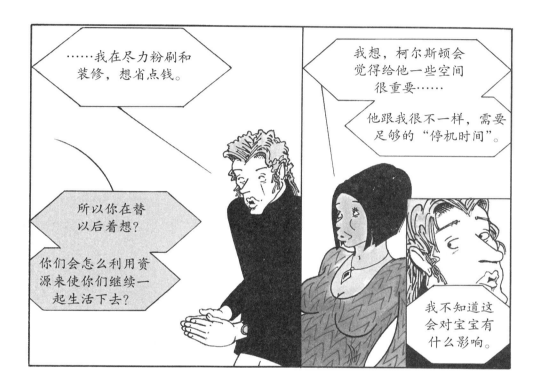

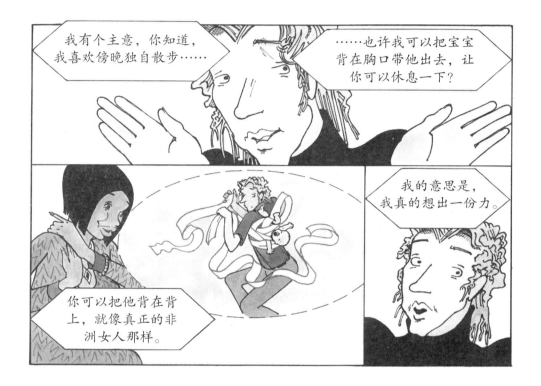

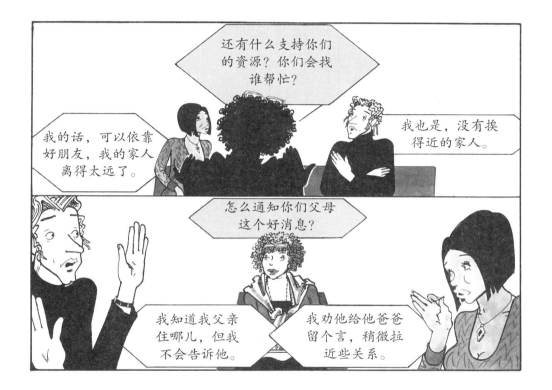

　　现在，这对夫妻感觉更和谐了。即将到来的分娩也使面谈自然地终止。是时候谈谈问题解决和预防反复了。强化他们的支持资源很关键，这也是为什么我坚持提出进行一次谈话，针对柯尔斯顿是否与他的原生家庭重建联系的问题。

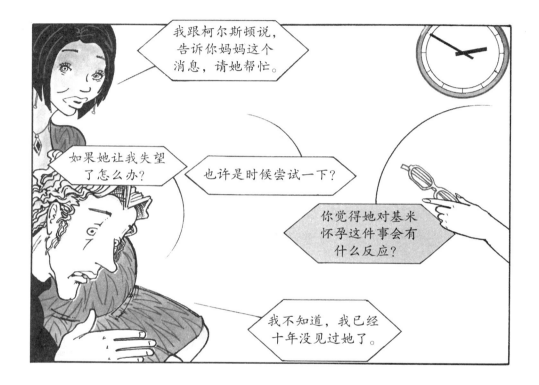

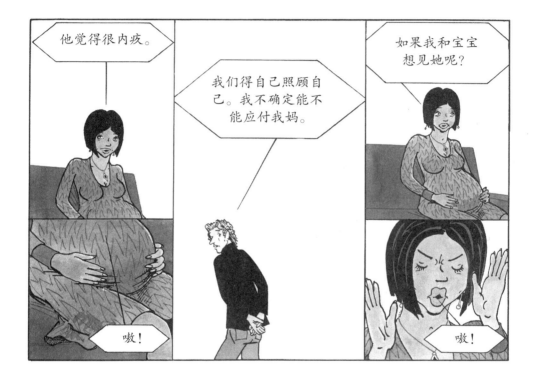

　　我注意到，很多来咨询的处在孕期的夫妻都缺乏支持：原生家庭地理上离得远，或者受到过虐待、亲人离世或家庭解体。通常，这样的夫妻会有些密友。而随着他们的孩子长大，也会觉得很难将孩子托付给其他可信任的人照顾，比如临时请人代为看护孩子。我总是同这些准爸妈谈到支持系统的重要性。

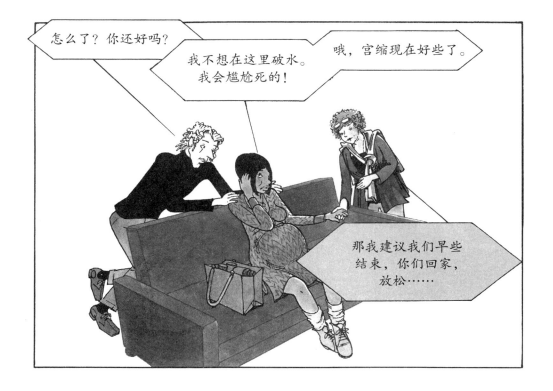

这让我想到咨询并不总是能"正常"结束。这次
咨询中止了，但这对夫妻会继续他们的生活。

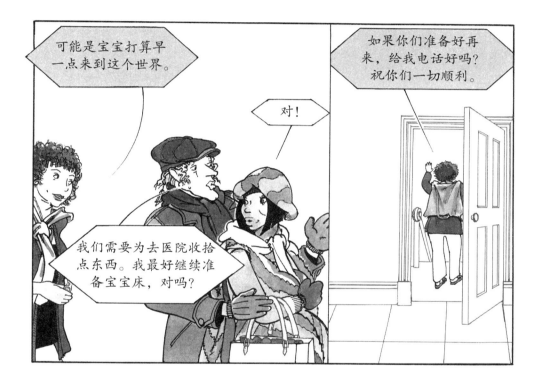

　　不时，常识会告诉我们需要灵活地提早结束面谈。有时候，我们有必要提醒自己，咨询只是生活中诸多事务里，普通的一件！

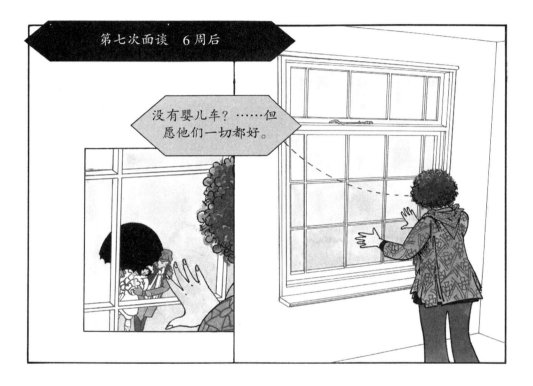

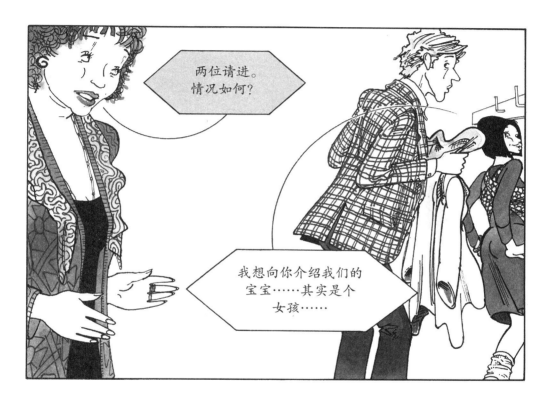

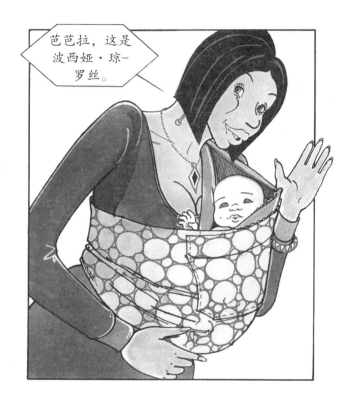

　　一些婚姻咨询师更希望小孩子不要出现在咨询室，因为这会让人分心。作为家庭咨询师，除非对话不适合小孩听，我更乐意看到伴侣双方在孩子面前谈论两人关系，我也享受小宝宝和孩子们带给咨询室的轻松、温暖、有趣的气氛。

陌生人的关怀

鲁迪·达洛斯和芭芭拉·布卢姆菲尔德点评

南非护士基米，在遇到比她小几岁的苏格兰人柯尔斯顿几天后怀孕了。柯尔斯顿对自己即将成为父亲产生了深深的忧虑，也从性和情感上疏离了基米，尽管夫妻两人称他们仍"疯狂地相爱"。孩子的降生日益临近，为了准备好成为父母，基米和柯尔斯顿只有时间进行几次咨询。

 这是婚姻咨询师常遇到的情况，男方被自己要当父亲吓坏了。但这也有可能掩盖妹妹因车祸突然离世对基米造成的情感创伤。双方都在问对方：我想去爱你，但我能在多大程度上把未来的幸福寄托在你身上？

 是的，这对夫妻有很多优势。但基米说得很明白："现在你得考虑考虑我，不是只考虑你自己。"柯尔斯顿得学着如何做父亲，所以他得学习做父亲的正确"剧本"，因为他没有学习的榜样。他也得学习如何当一个陪在伴侣身边并照顾她的丈夫，而不是抛弃她。他最不希望基米最后变成一个悲伤、绝望的妇女，就像他母亲那样。

 不像基米，他之前从没建立过伴侣关系。当双方有着截然不同的文化背景，诸如一个苏格兰男人和一个非洲女人，你会在多大程度上留意到文化差异？

 注意到文化差异而不是被它牵着鼻子走很重要。咨询师过度关注文化背景时我有时会变得没耐心，因为这么做，你会看不到基本的关系动力。

 那你怎样平衡相似性和差异性？

 我们的一位黑人见习咨询师研究过白人咨询师/黑人来访者问题，她发现了心照不宣的沉默。她意识到自己会等咨询师来提到种族差异，大体不谈这个。所以，平衡就是我们在主动提及这个点。因为不谈种族、阶层、性取向以及其他"社交礼节"会让我们对这些客观存在的差异故意视而不见。但我们得用一种不会把差异变成问题的方式来谈这些，任何社交礼节下都适用这点。

 我注意到，如果不再相爱，跨文化背景夫妻的关系会有很高的风险。因为一旦他们分开，一方想要回到自己的出生国的话，不与孩子生活在一起的一方会十分痛苦。

 我得说，我认为这个案例中的性方面的动力有些特别，女方在孕期想要更多的性生活。而更常见的是，这段时间女方会容易感到身体不适或缺乏欲望，对性生活失去兴趣，而男方会感到不满和受排挤。个案的这种情况有多常见？

 我常在类似柯尔斯顿这样的回避型依恋者（avoidant attacher）身上看到这种动力。他的策略是远离亲密行为。我推测这对

夫妻正处在关系蜜月期，很有可能没法延续下去。我还推测，柯尔斯顿之前从未有过性生活，而他 30 岁了。告诉我，鲁迪，我说得对不对，对于回避型依恋者来说，性是件大事，除非他滥交？

 你说得对，除非滥交。但我还是觉得，女性在孕期更可能无意性生活。

 嗯，这个时期她们的乳房更大，对伴侣更有吸引力，但她们的肚子也更大，这让她们看起来有点吓人。

 你在阻止他离开咨询室时冒了个险。但他看来很幼稚，简直像他想被人阻止。如果是见习咨询师，可能就让他离开了，但你温和、坚定地阻止了他，并且说"只是多坐一会儿，你会没事的"，就像一个好心的阿姨，一个过渡性依恋对象（transitional attachment figure）。

 互相梳头是一个有趣的活现。让他们在你面前展现一些很好的亲密行为并且谈论性。我认

为这点你做得很棒。之后你建议他们每天主动接触对方十次。但也许你可以解释一下，什么令你冒险建议："我们就当是个实验，看看会怎么样。"我认为，你同来访者的互动风格很乐观，也暗示如果他们不去做，你并不会失望。在每次面谈间用到任务很重要。当柯尔斯顿举出令他感到心安的例子时，他谈到"替外婆梳头"这件事很有意思。这是通过提供而非接受得到安抚。

在咨询室里，他就像个孤单的男孩。

他说他觉得自己只有 5 岁……

……而且，他想要乳房。

这样的人有着回避型依恋策略。他已经冒险告诉你，他想要乳房，想要被人安抚……他能冒险告诉咨询师这些，是个好的信号。

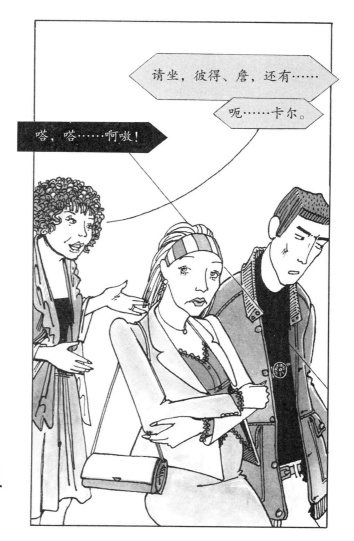

不堪重负
的男孩

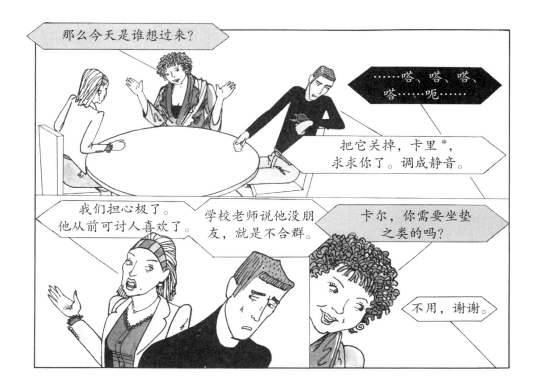

可以假设，卡尔在咨询室持续发出声音但回避与人接触，恰恰清楚反映了某些他父母没法说明白的东西。

---

* 卡尔的昵称。

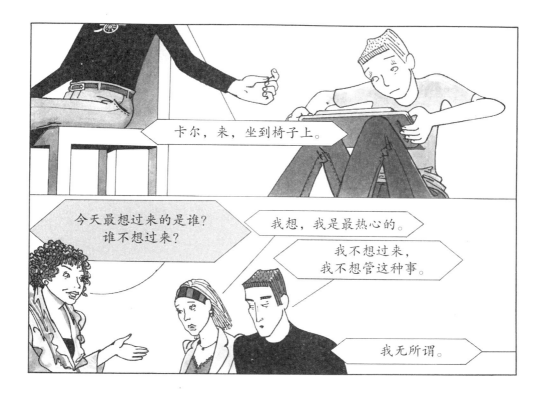

问清谁想或不想来咨询能使咨询师搞清楚，哪些来访者可能是被家里的其他人"带来治疗"的。这就使咨询脱离了医学模型（如"小约翰尼可能有什么问题？"），让家庭成员认识到发表不同意见也没关系。

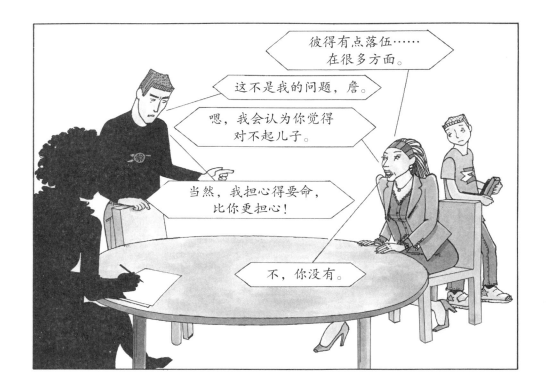

这里可以假设，这对父母在当着卡尔的面"表演"他们都在回避的感受和对话，无论那些是什么。

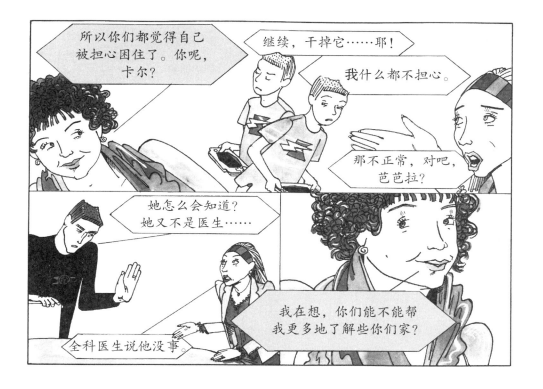

　　我试着"加入"这对夫妻，指出他们都很焦虑，这是他们前来寻求帮助的共同关切。这里我主要的目的是避免成为他们任意一方的盟友，否则，另一方可能会因此离开。

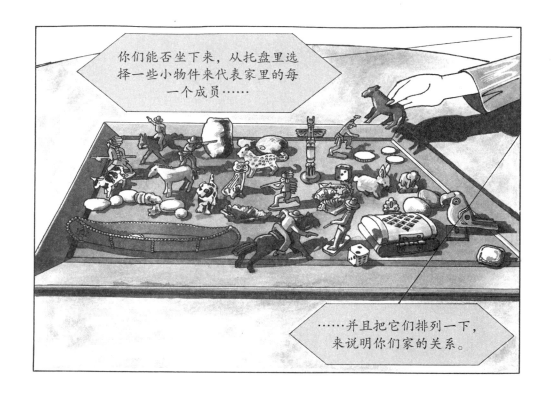

现在引入艺术疗法可能为时尚早。大多数来访者预期咨询是一种"谈话治疗",咨询师能够全面解释他们的观点。这个阶段,我认为最有帮助的是重复他们说过的话,检验我的理解是否正确并且释义。

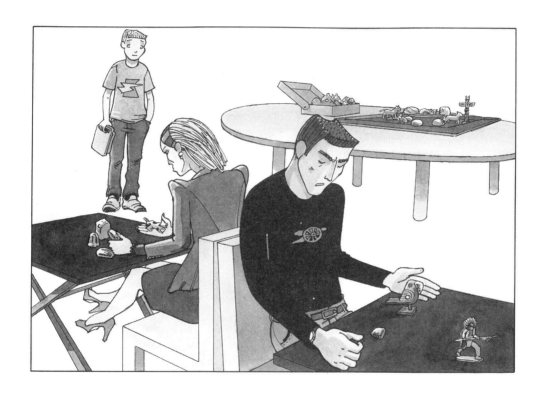

　　这里，我的目标是转移他们对无果的争执的关注，但这么做也有风险。如果我转移得太快，他们都会觉得自己没得到倾听或没被接纳。我认为，男孩的位置有些边缘化了，这让我决定较早引入这些小物件以试图引起他的兴趣。这是不是个冒险的策略？

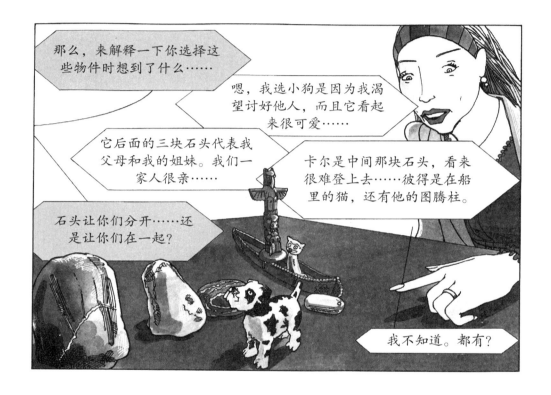

头一回，卡尔看起来对我们的对话有了兴趣。看他父母"做游戏"似乎是一座通向他内心世界的桥。但彼得的尴尬提醒我，现在是**他**感到不自在。

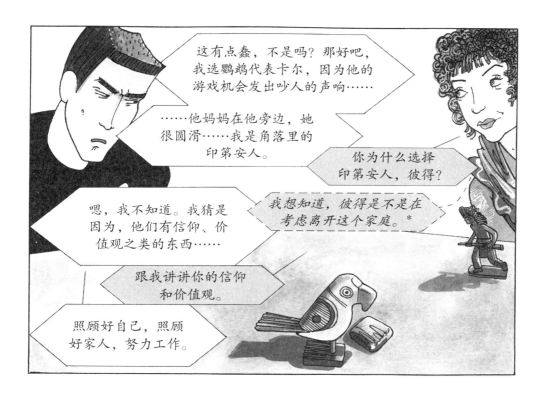

林恩·霍夫曼（Lynn Hoffman）说："撞一撞让他们跳一跳。"在不会吓退来访者的前提下，我试着引导他们，拓展他们对自己的所思所感的理解。形成一个有关焦虑或问题的新想法是让对话"透口气"的好方法，能够让我们重构并正确看待所面对的问题。

---

* 编辑按：心理活动用虚线框、斜体表示。

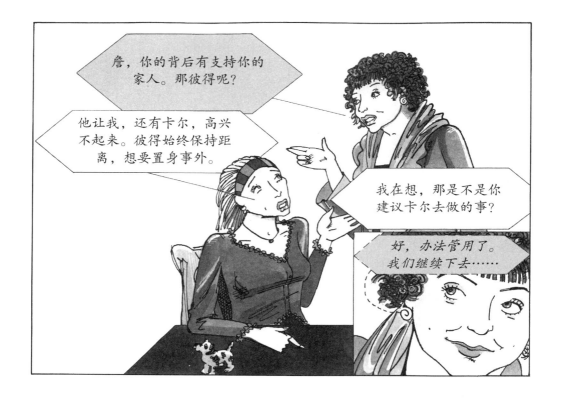

通过使用玩偶、石块、小物件或硬币，我们可以快速获取来访个人、夫妻和家庭的很多信息。这是因为，相比他们在我们紧盯之下抛出的、有关其生活的准备好的"台词"，他们以故事和隐喻告诉我们的内容，可能蕴含更为深层和隐秘的事实。

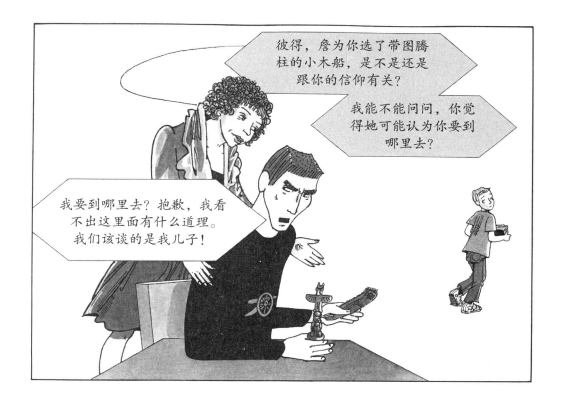

当然，彼得心里有点明白，一定程度上他得暴露自己情感中一些很重要的东西，所以，他立即结束对话来自我防御。

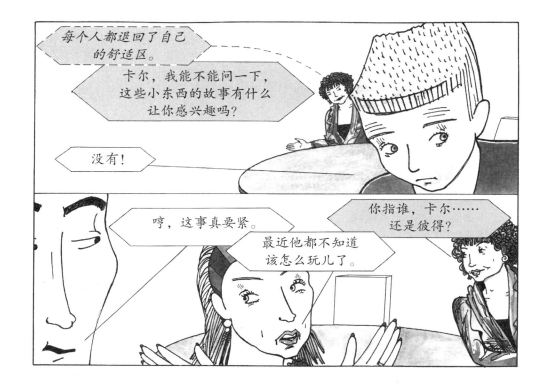

在冒了个险之后，我们可以看到，为免于痛苦或暴露，家庭成员是如何回到自己在家里的"位置"上来自我防御的。也许，把这赞赏为"照顾和保护好他们自己"会有帮助。

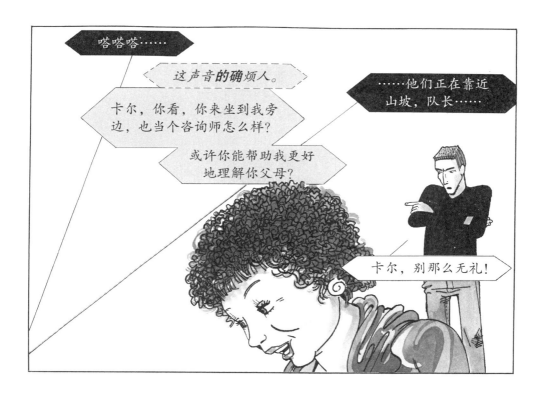

有时年轻人会喜欢被指派承担咨询师的角色，这让他们感到他们说的话很重要。但这回不是这样！

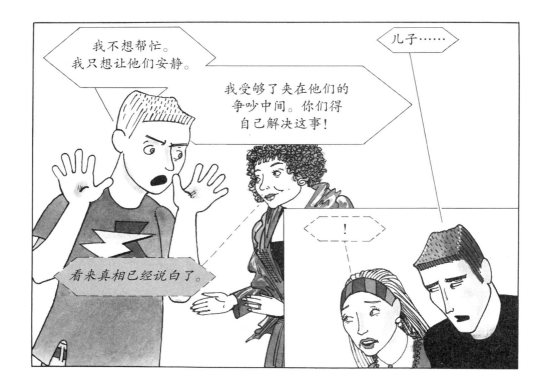

　　在卡尔能够像他玩的游戏那样明白、大声地说些什么时，可以感觉到咨询室里的紧张氛围开始缓解。

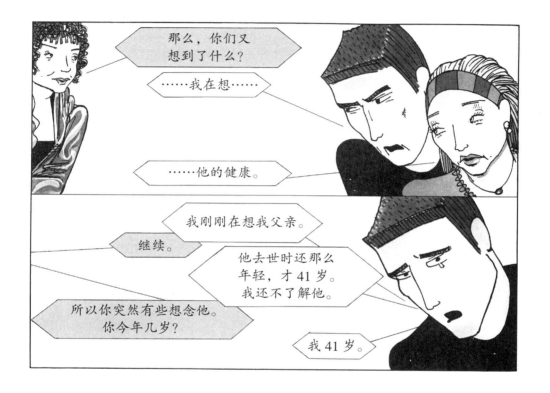

　　面对过去的亲人死亡或者严重丧失，当自己到了同样的岁数，来访者会体验到所谓的"周年反应"。来访者往往会表现出同先前丧失完全一样的症状，尽管本人可能并没"意识到"这一事实。

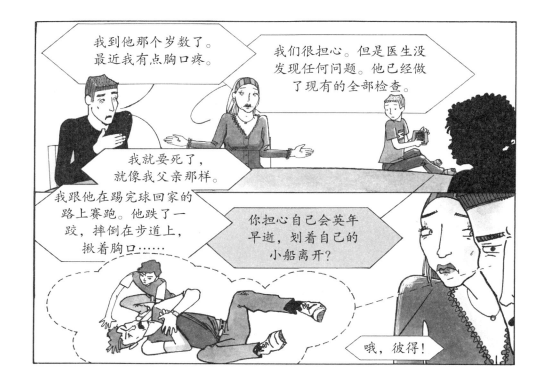

　　制作家系图或家谱树时加上所有家庭成员的岁数，这是发现周年反应的好方法。在我们到了自己所爱的人离世时的年龄时，我们会体验到额外的恐惧和担忧。来访者很容易理解和明白这个道理。

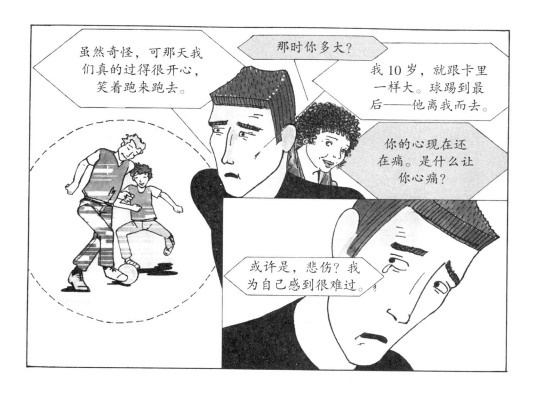

　　彼得感到很难描述他的情感。重要的是，彼得父亲的去世发生在他们玩得很开心的时候——这个创伤可能影响到了彼得享受跟儿子卡尔一起玩耍的能力。这段对话谈论的是"享受快乐的障碍"，推进下去可能会有帮助。

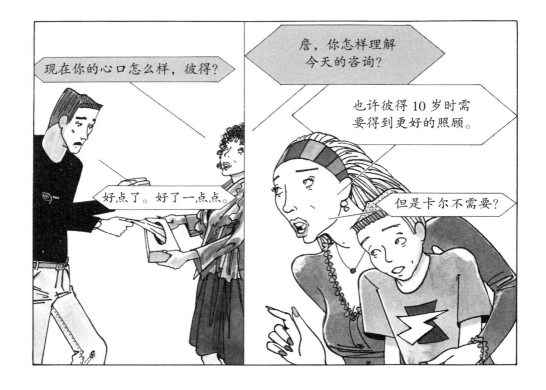

　　詹说到了重点，也就是个案中家庭成员发表看法的"亮灯"时刻。利用家庭成员的智慧很有用，毕竟她对自己的伴侣比咨询师了解得多。

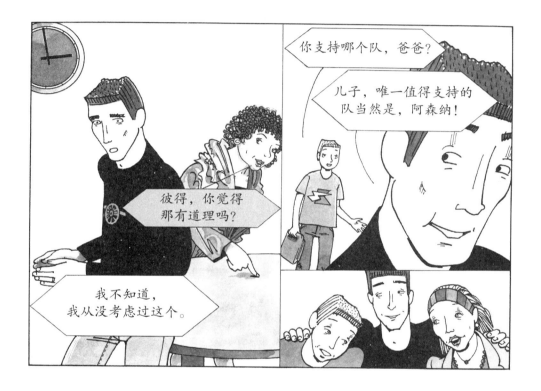

　　在访谈最后放松情绪（哪怕简单谈论一下足球）能帮助这个家庭由紧张的咨询室氛围过渡到日常生活中去。

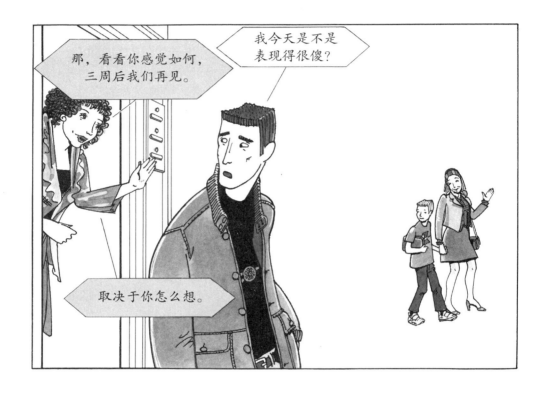

咨询室是一个保密的空间，可如果来访者在离开时想与咨询师对话，有时很难维持私密和安全感。我建议把话题留到下次访谈，这显示了对来访者所说内容的重视，又不会即时开启又一轮讨论。对于彼得 * 的问题，给出肯定回答可能会引发另一番对话。

---

* 译者注：原书为卡尔，据上下文，疑为作者笔误。

不堪重负的男孩

鲁迪·达洛斯和芭芭拉·布卢姆菲尔德点评

　　彼得（Peter）和詹（Jen）带他们 10 岁的儿子卡尔（Karl）来接受家庭治疗，因为他们担心卡尔是不是抑郁，他不跟他们作任何交流。他带了一台吵人的电子游戏机来咨询室，坚持开最大音量玩。医生检查没有发现卡尔有任何问题。

 最先惊到我的是他们在咨询室里坐的地方。

 是的，我稍晚些才注意到卡尔席地坐在角落里，玩他那吵闹的游戏其实是他在表达："你们大人来解决这团事情，这不是**我的**问题！"

 我想我们可否假设，这个男孩只是呈现了他父母的某些关于健康的忧虑？

 我也是这么想的。我想知道，你会像我一样在咨询中使用小玩偶吗？

 嗯，彼得对这些小东西有点厌烦，当来访者表示这种做法没道理时，实习咨询师应对起来会有点棘手。所以，这么做有什么意义呢？但你的坚持让他参与了进来，使他充分地暴露自己。我倾向请来访者使用雕塑、硬币和石块来呈现他们感觉到的彼此间距离的远近。我想聚焦于过程、亲密感及其变化，以及三角关系。你所做的更多涉及内容，还有每个人赋予玩偶的意义。

 作为作者，我猜我对故事的内容更感兴趣。我想知道，詹说彼得在划他的小船是什么意思*。我们能否谈谈，就你而言，"故事"有哪些危险之处？

 系统式家庭治疗可能更平和些，我们会因此损失对过去记忆的洞察，詹和彼得的很大一

---

* 译者注：原文为 "what Peter means when he says he is paddling his canoe"，联系上下文，提出彼得划小船的是詹，故译文如此处理。

部分内心世界恰恰由此运作。如果我们不知道彼得父亲去世的故事，就没法弄明白……但玩偶已经揭示了部分隐藏的故事。按我的做法，我倾向于问他："当你像卡尔那么大时，你常跟你爸爸一起做点什么？"那可能会引出同样的信息。

你如何应对那些自称记不起来的来访者？特别是当你怀疑他们身处危险境地，在重复他们所记恨的父母的行为或信念，比如打人或欺凌时？

我会问："如果你能想起来，你希望想起哪些事？"和"你认为你的孩子会记得跟你在一块儿的事吗？"有时，来访者不记得是因为依恋模式在起防御作用。你可以暗示他们过会儿会想起点什么来缓解来访者的压力。我认为，你的咨询方法是深入的好办法，因为视觉材料能够以言语形式来提示记忆，而移动诸如玩偶的物件可以激活童年的视觉记忆。

我完全同意你的观点。可是，若要运用艺术疗法，得和缓且

敏锐地进行。

我注意到，当詹说她担心丈夫的心脏时，听起来她十分体贴和慎重。但我想知道的是，她内心深处是不是有点被惹恼了。我会考虑允许詹表达，她对此受够了，彼得得有担当点。因为感觉上詹像是有了两个孩子……

我试着加入他们，把他俩当成一起处理焦虑的两个成年人。

你在加入他们时说"你们都觉得自己被担心困住了"，这做得很好，是在使用外化的想法表达，发生过什么使得他们过得很不容易。

我最不希望的是，让他们觉得我只站在他们一方的一边。所以，我尝试去找到他们都认可的东西，在这个案例中表现为，对某事担心，一家人由此被困住。

彼得对你很有挑战性，说你不是医生，你懂什么，对玩偶不屑一顾——"这对我们有什

么用?"你会如何应对更大的挑战?

嗯，这事关经验。如果我故作权威地说，"是没用，你说对了，我也没受过医学训练……但我受过处理家庭问题的训练"，我想他会接受的。或者，我可能会说："我用这些玩偶是为了更好地认识你。"随着我们的经验越来越丰富，如果得让来访者讲一些痛苦或敏感的事情，我们会有信心提供积极和有创造性的工作方法，也更明白怎样应对随之而来的无法避免的挑战。

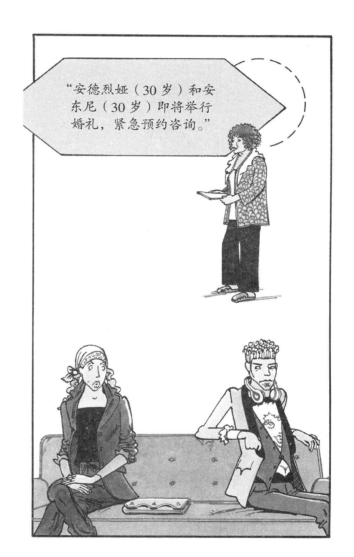

最亲爱的，
妈咪

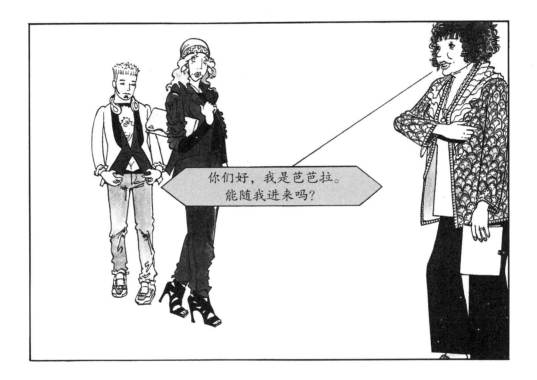

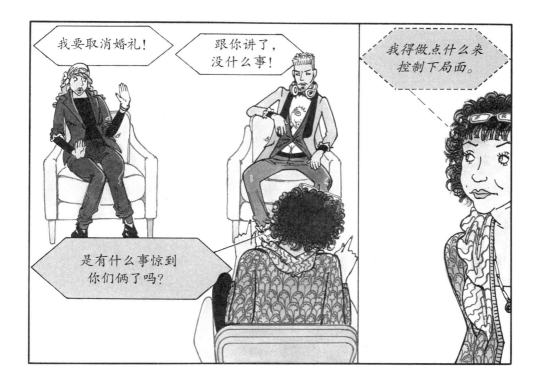

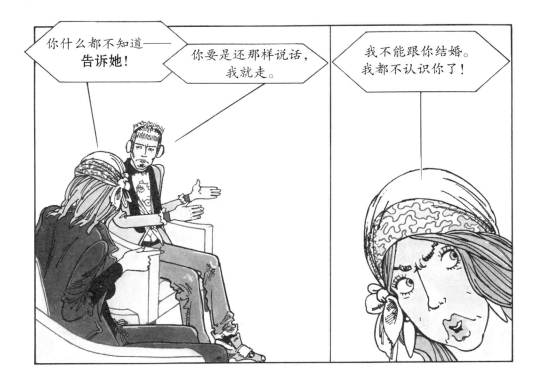

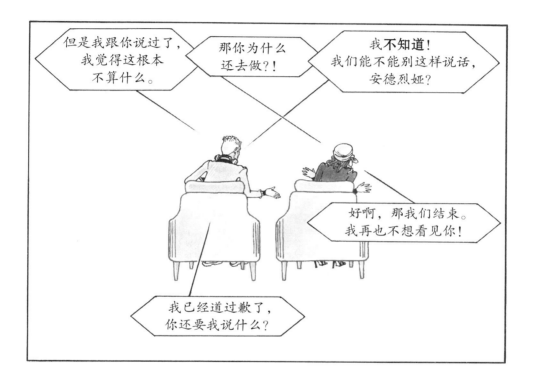

发现一方出轨或许是发誓忠诚的夫妻可能面临的最严峻挑战。而网络出轨给发现一方带来的痛苦不亚于现实中的出轨。然而，如果夫妻双方在有一方出轨后前来咨询，那暗示双方都有找出问题所在的强烈意愿。

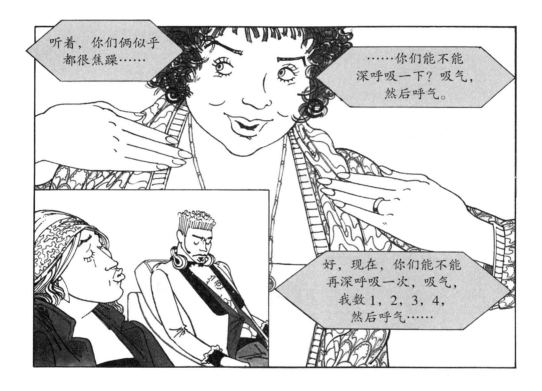

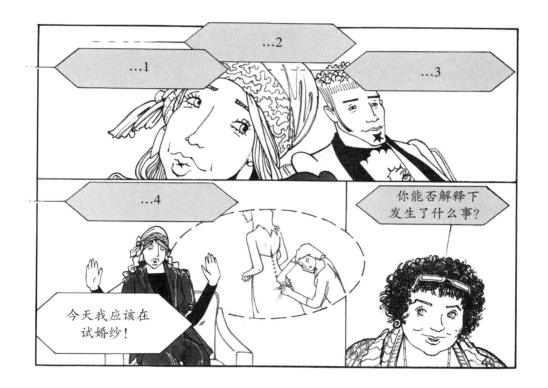

　　我试图加入这对夫妻，向他们剖析双方**都**很生气和焦虑，尤其是因为他们的婚礼迫在眉睫。实际工作中，我会更多使用反映、释义和循环提问来共情他们正在遭受的极端压力。

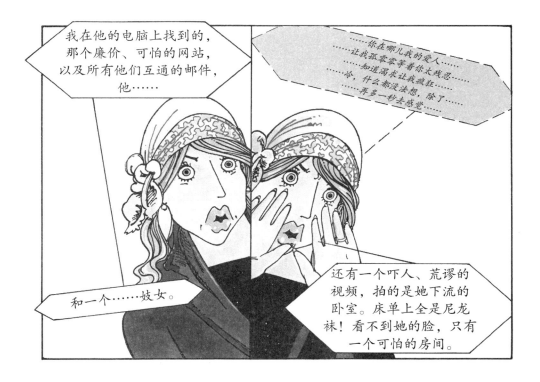

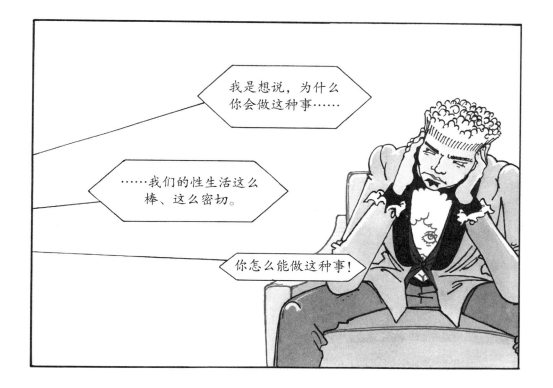

　　咨询师需要足够敏感，得清楚"受害人"有必要知道的婚外情细节。这里，安德烈娅显然意外发现了安东尼败露的韵事。但我始终提醒来访者，一旦他们得知细节，他们就再也不能当作"不知道"那些事，且会由此陷入创伤性的念头中。

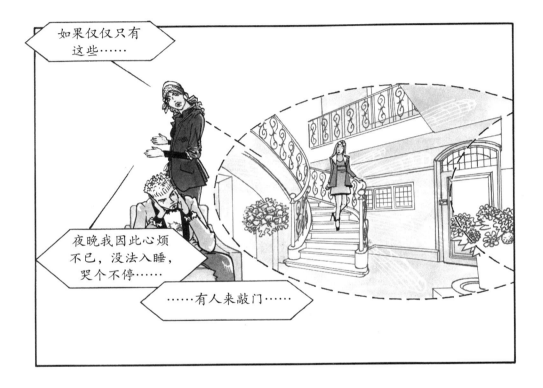

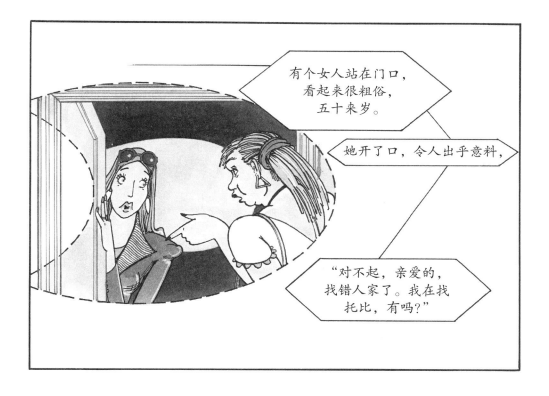

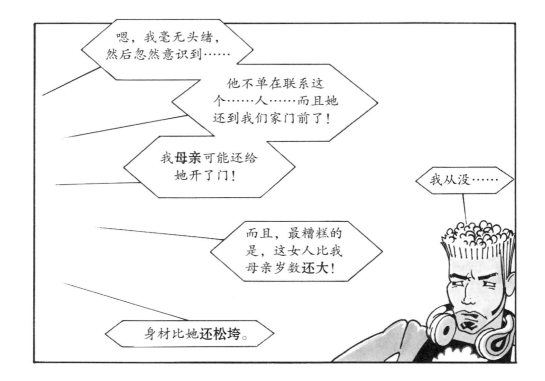

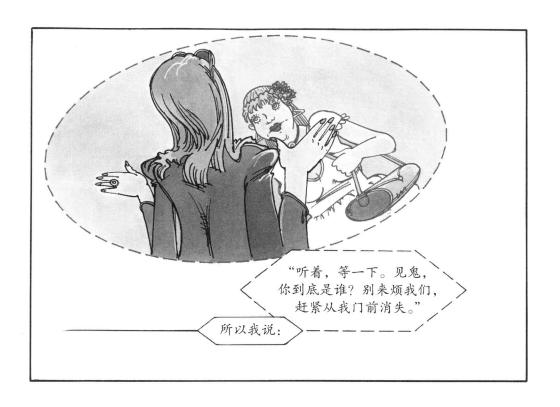

这里，我感受到的是，来访者所叙述的有一定的
戏剧性。我体察到安德烈娅的愤怒，而不是痛苦。

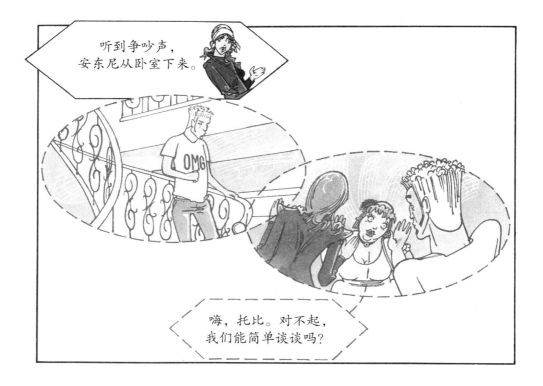

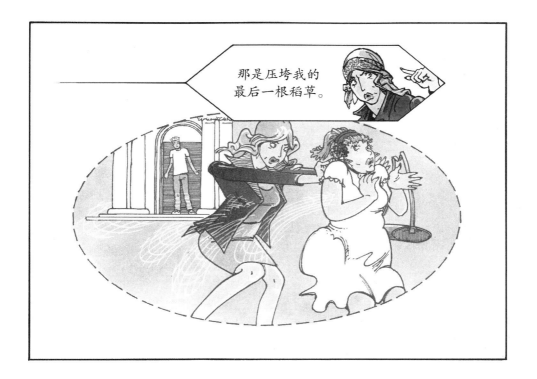

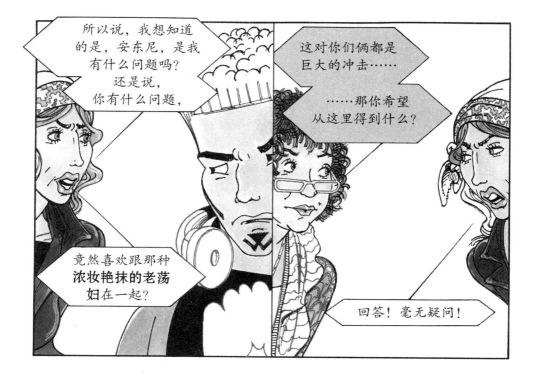

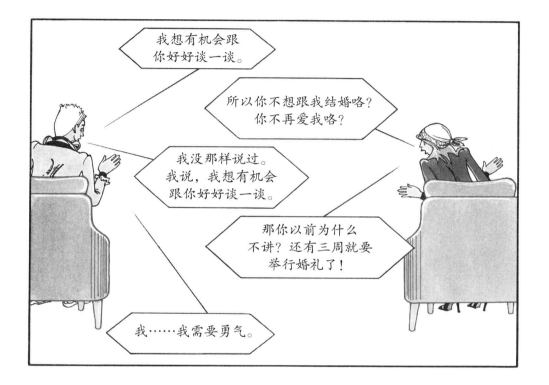

　　从系统疗法咨询师的观点来看，男方出轨是因为夫妻俩想厮守，但没法谈关系里出现的问题。这件事成了"需要谈一谈"的标志。这可以从安东尼的话语中推测出来。

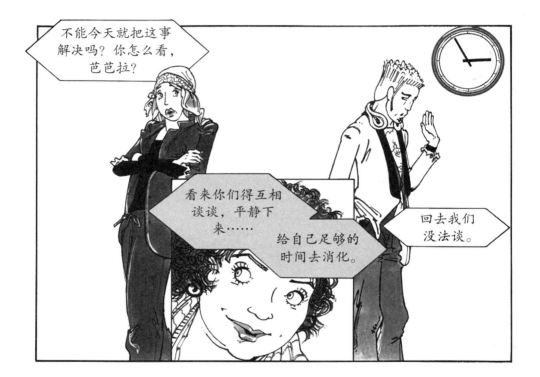

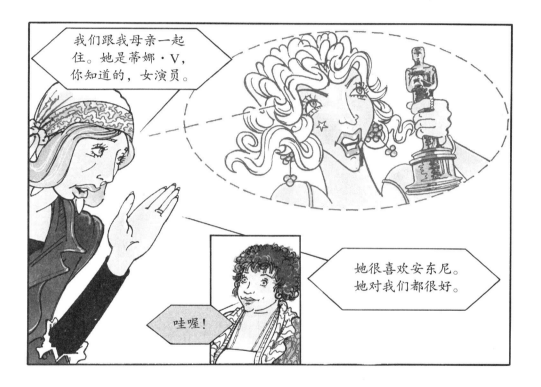

　　我本人并非名人，因此，这对夫妻离名誉、名流如此之近的确给我留下了深刻印象。尽管我试图不要表现出来，但在内心深处，我还是有点追星的。而这对夫妻似乎对奢华生活很低调。

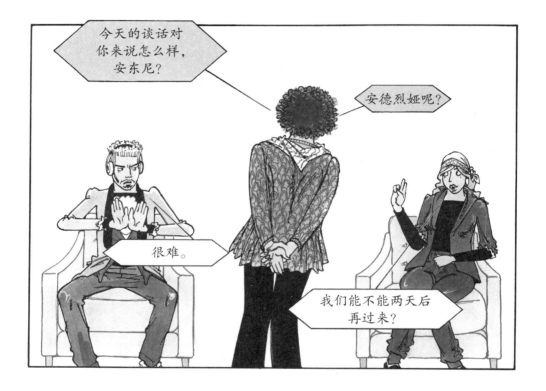

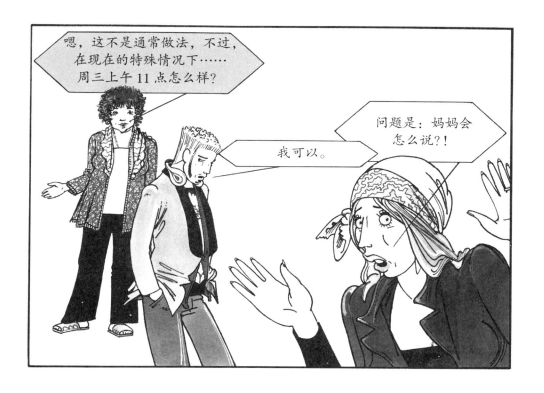

　　这对夫妻感觉上很"年轻"。在催生他们的依赖性和在婚礼举行前提供额外的访谈机会之间，我得小心行事。我感觉到，如果我不够注意的话，我可能会成为他们另一个强势的母亲形象。

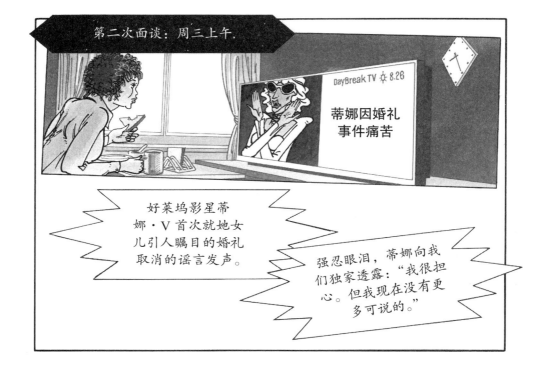

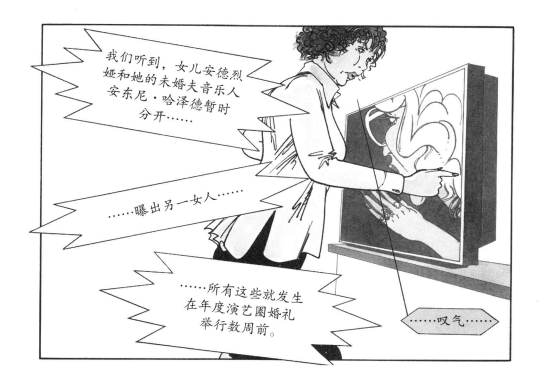

作为咨询师，我重视隐私、冷静反思、包容和保密。因此，看到我的来访者的问题在电视上广泛传播，我有些后背发凉，这跟我的工作方法截然相反。

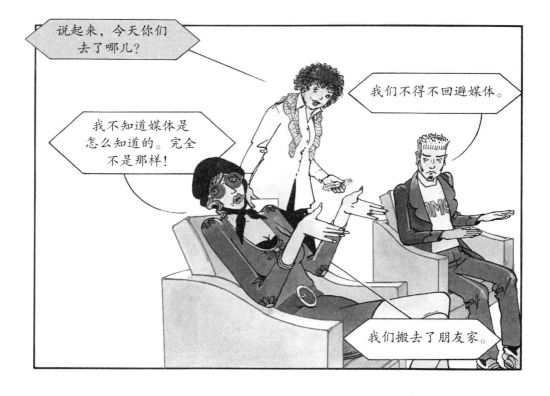

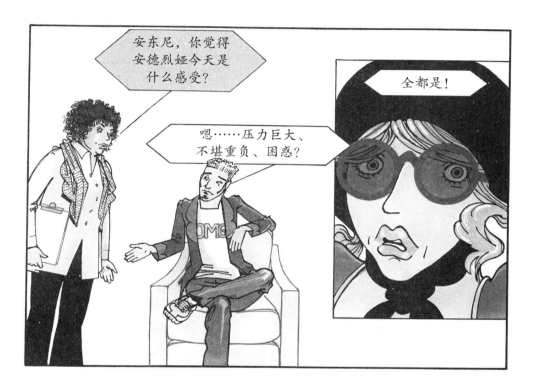

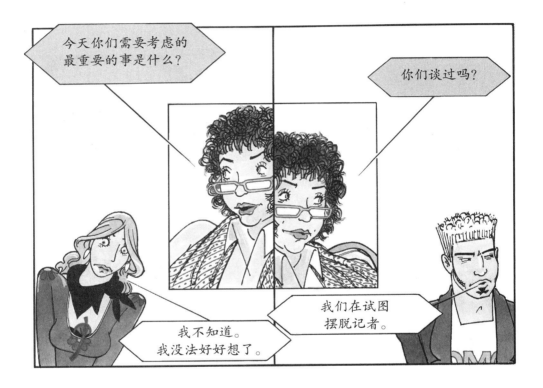

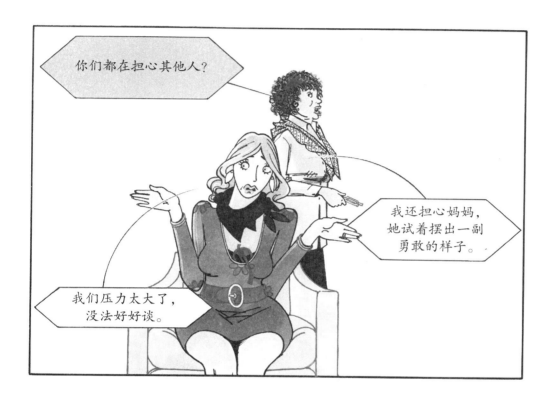

　　我们会高估夫妻回家静下心，彼此平静对话的能力。我并不惊讶这对夫妻感到无法做到这些。不让他们对沟通困难觉得"内疚"很重要。

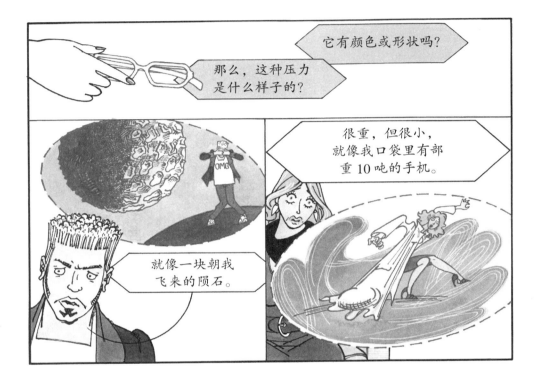

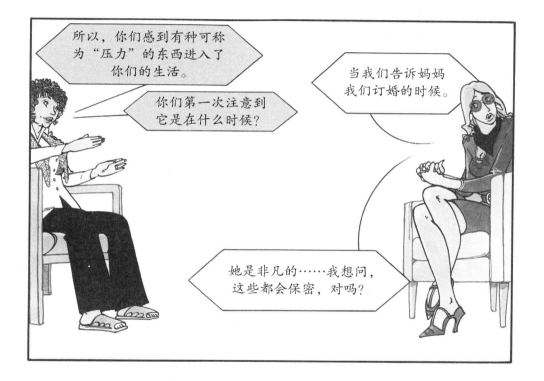

在系统式治疗中，我们倾向于把"问题"视作"访谈"来访个人、夫妻或家庭的东西，而非个人本身所具有的东西。如果来访者能将压力、负担、愤怒或孤独可视化，我们就能帮助他们把问题"推"远、压缩或者装进盒子。一些来访者发现，运用想象或身体来活现他们的问题很有用，但也有人觉得这种方法不适用。

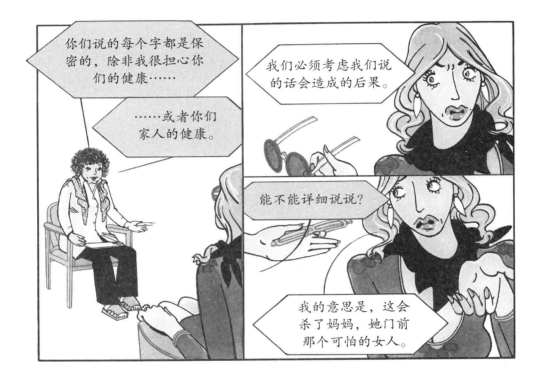

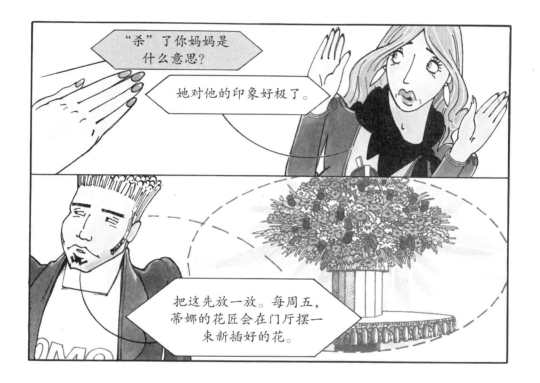

　　在媒体的聚光灯下，我很高兴有机会重申我的保密守则，我会在开始咨询前告知来访者。我好奇的是，安东尼和安德烈娅好像都很担忧他们母亲的想法。

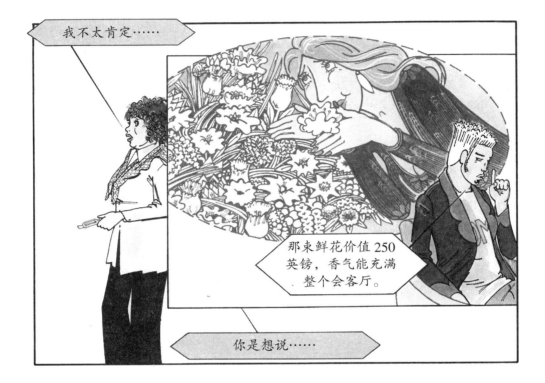

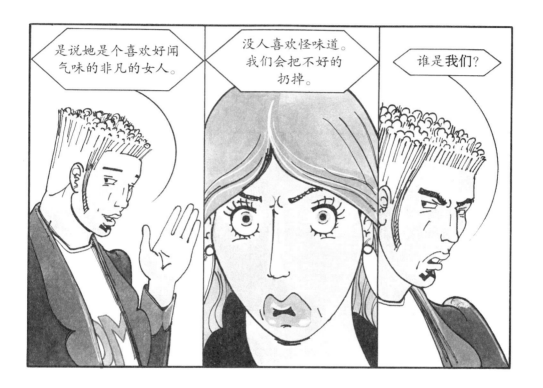

当来访者的忠诚受到改变欲望的挑战时，我们可以把对话引向隐喻，这样他们会更容易说出那些没法说的东西。

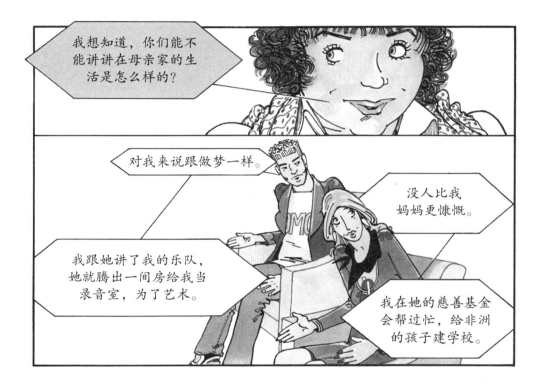

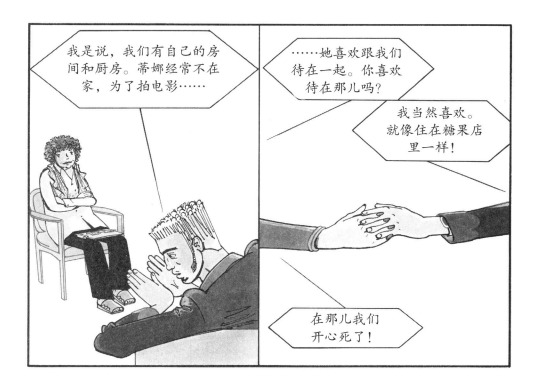

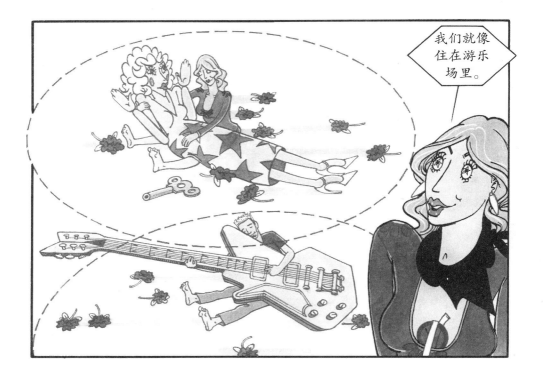

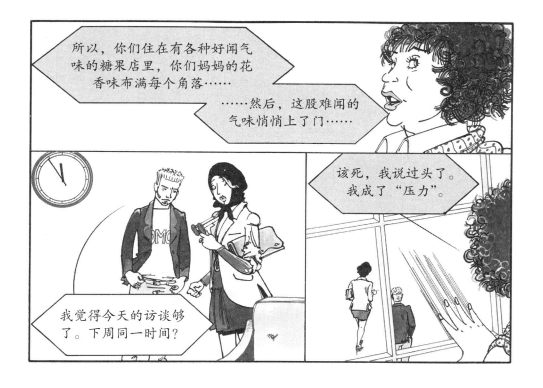

　　现阶段这对来访者还没准备好进一步展开对话。我应该让对话节奏慢下来，让他们觉得更舒服些。然而，看来我把他们都赶走了。我尊重来访者的"用脚投票"。

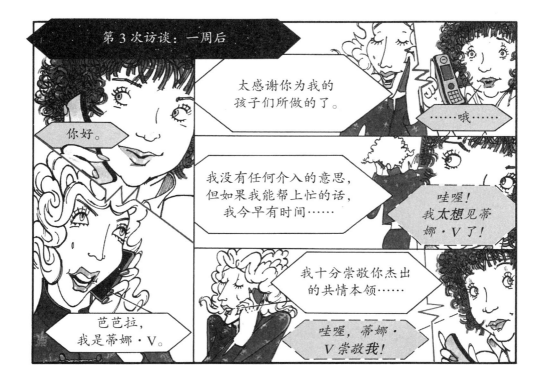

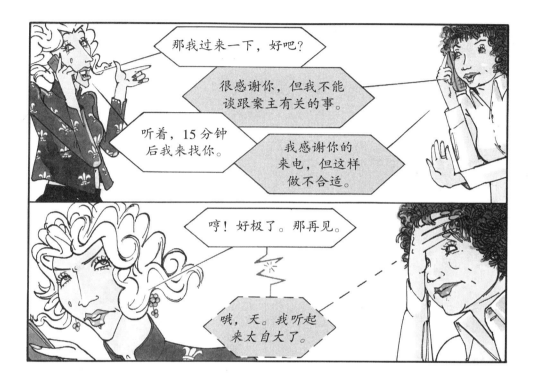

　　像这样在咨询室外被联系上会令咨询师十分不安。我担心自己的保密工作被迫让步。同时，我也不太确定来访者和蒂娜分享了哪些信息。但我们必须找到办法解决这些不利之处。现在我能安心地说，我在明星面前守住了边界！

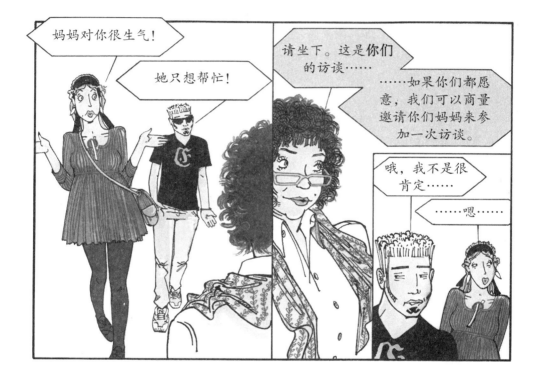

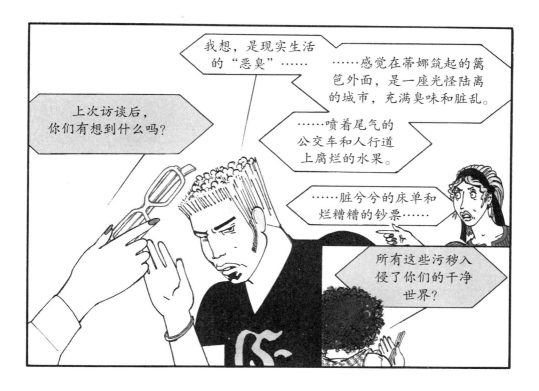

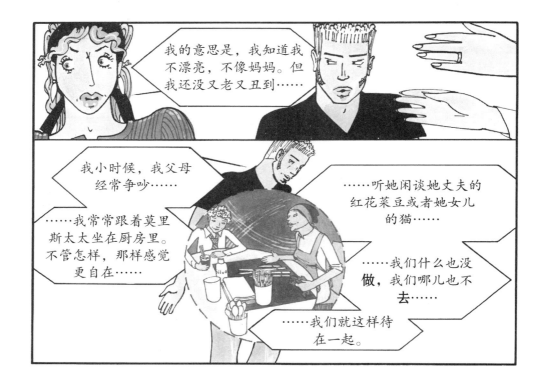

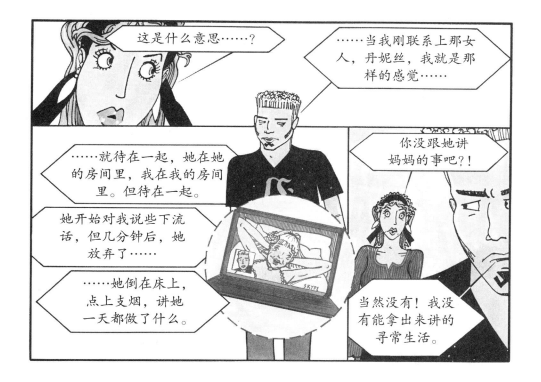

干净和肮脏的隐喻再次出现。我猜我们应该都幻想过"名流生活"是干净、耀眼的，"名人"不会像普通人那样受苦。在某些意义上，我们感觉到这对夫妻受到了过度保护 *。随着夫妻关系的崩塌，他们在人生中头一回体会到了"肮脏"的感觉。

---

* 译者注：原文为 "packed in cotton-wool"，直译为"（这对夫妻）被包裹在了脱脂棉里"，引申为受到过度保护。

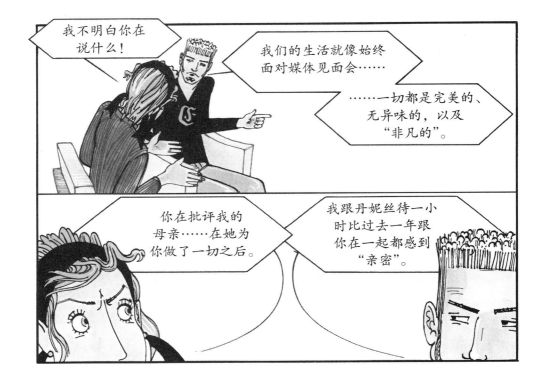

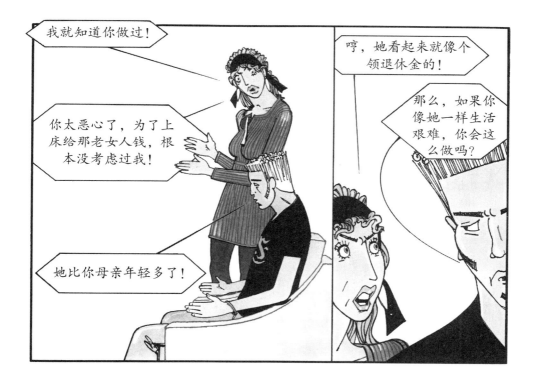

　　在绕着问题兜圈子和确认过咨询室是否安全之后，随口争执中开诚布公的对话随时会开始。我的工作是"让智慧的脚步慢下来"，这样来访者就能有足够多的时间和空间来倾听、消化彼此间的诚实对话，而不会被吓跑。

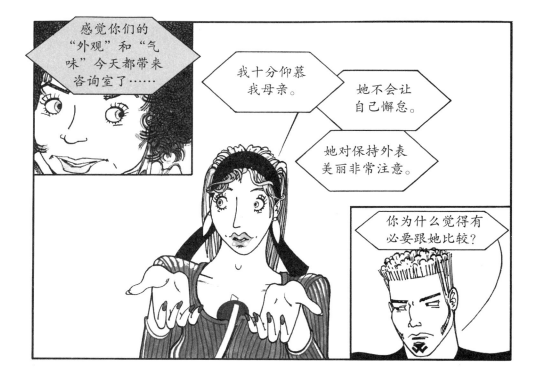

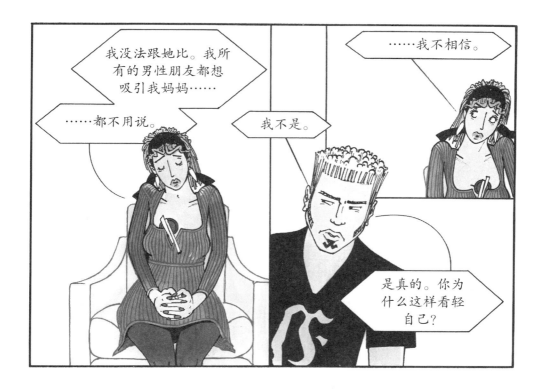

　　安东尼似乎想从包围他和安德烈娅的泡泡里脱身出来，它令他们安全，或许还有，"净化"。

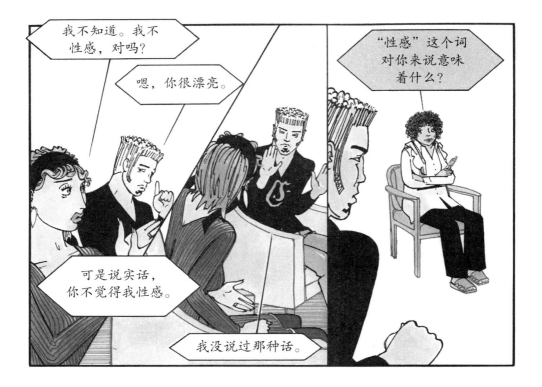

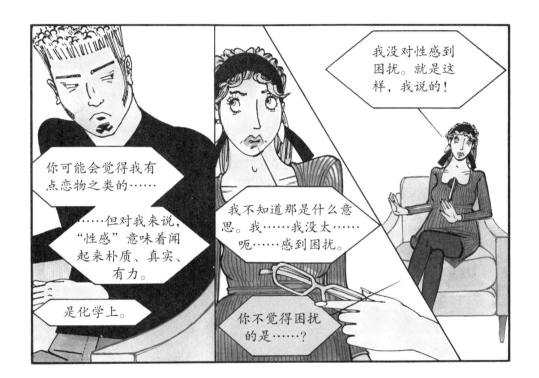

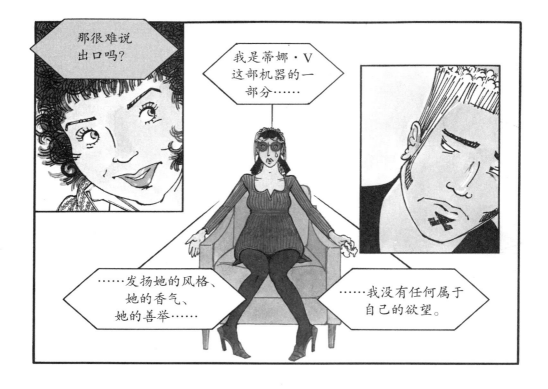

　　谈到性，来访者会感到巨大的羞耻感和不适感，觉得他们行事①不对②过于频繁或③过于激情。我们可以假设，资本主义欲望会细分市场，为了让我们对自己的身体感到满意，这样就能销售更多专门的产品，来使我们期待自己能够感觉"更好"。

可以读一读达洛斯和德雷珀的《家庭治疗导论》（*An Introduction to Family Therapy*）中有关意义协调管理（Co-ordinated Management of Meaning）的系统理论，里面有对背景层级和意义产生更进一步的探讨。

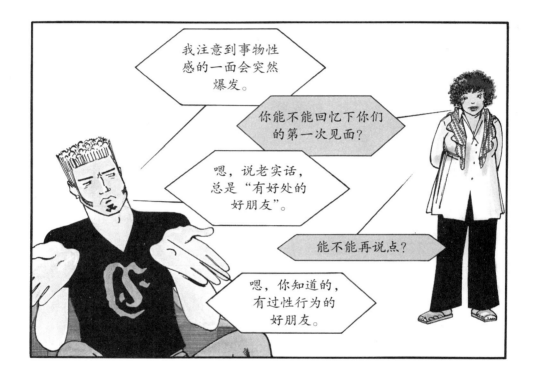

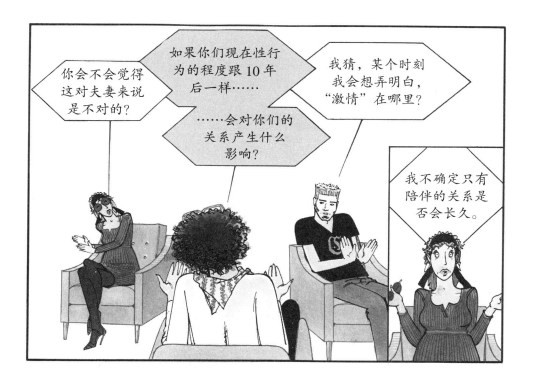

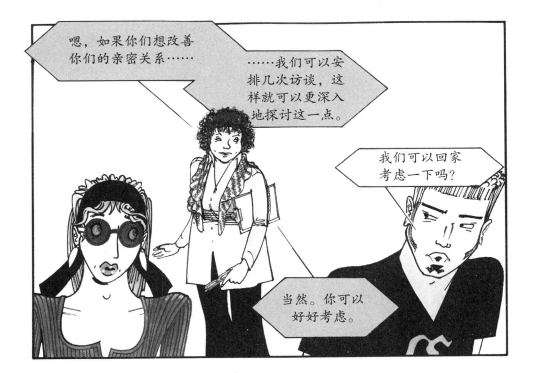

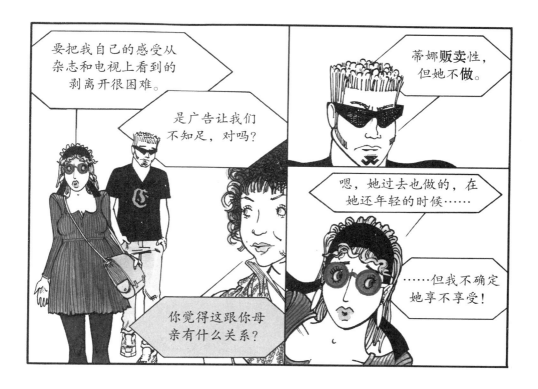

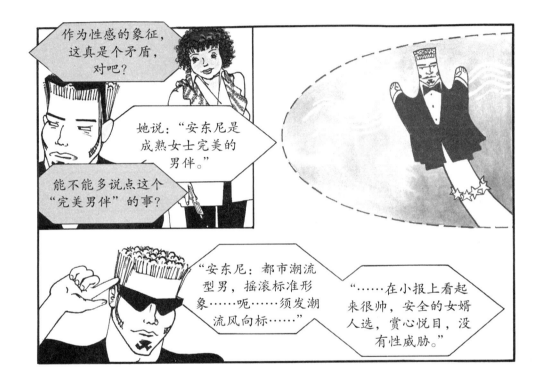

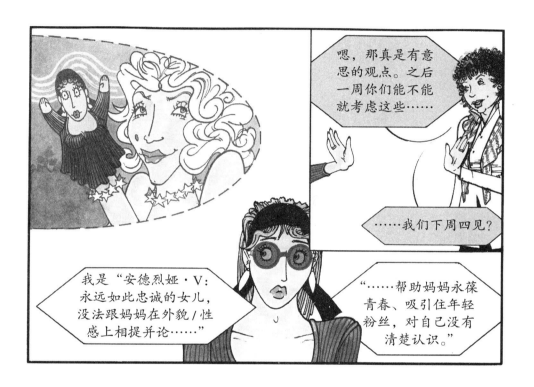

这对夫妻已足够坦诚到承认，表象背后，他们的生活跟其他人一样寻常，充满矛盾和挑战。

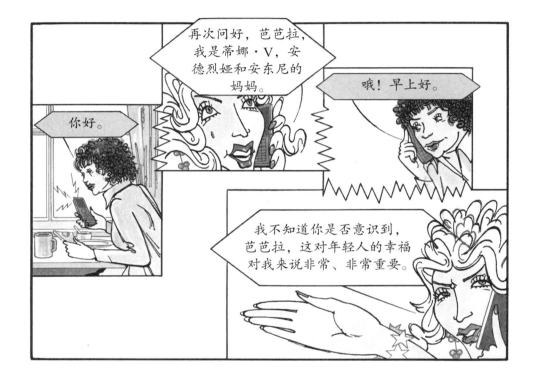

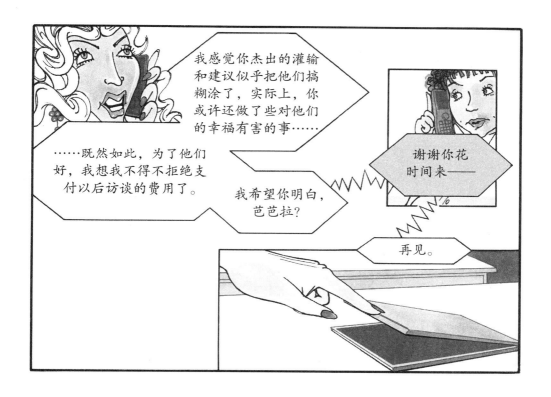

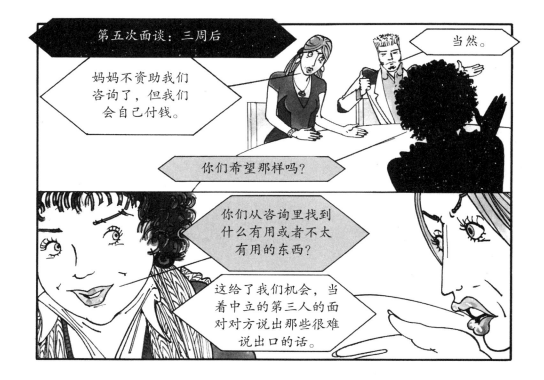

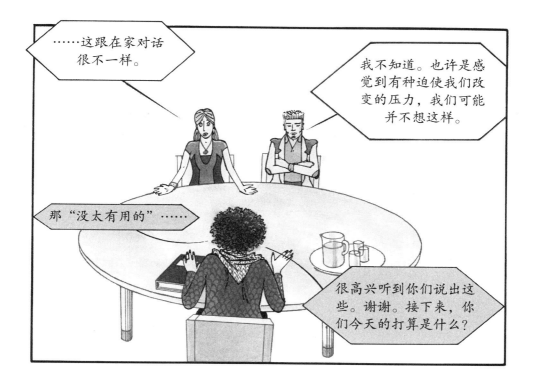

　　我的问题让这次咨询变成了一次反思，让这对夫妻有机会回顾那些有用的和不太有用的东西。我们始终需要谦虚地认识到，来访者觉得有用的东西往往跟我所预计的截然不同。来访者也会从我（咨询师）这里汲取一些信息，而我可能并不记得自己说过那样的话。

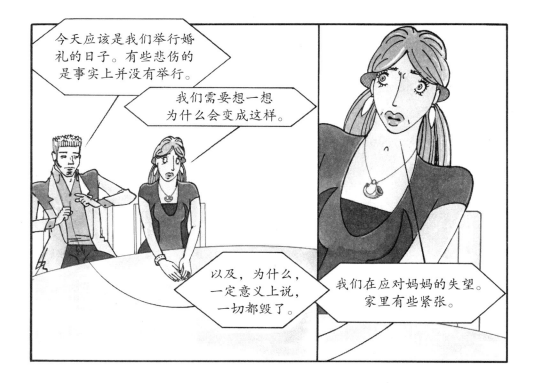

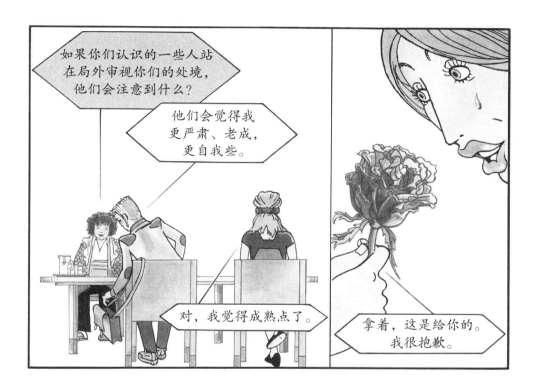

　　安东尼从口袋里取出一朵皱巴巴、压弯的花，象征了两人关系所处的脆弱阶段，也象征了他对婚礼取消和这一过程中所失之物的悲伤。

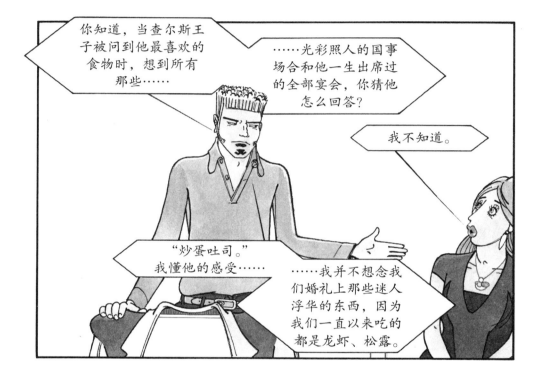

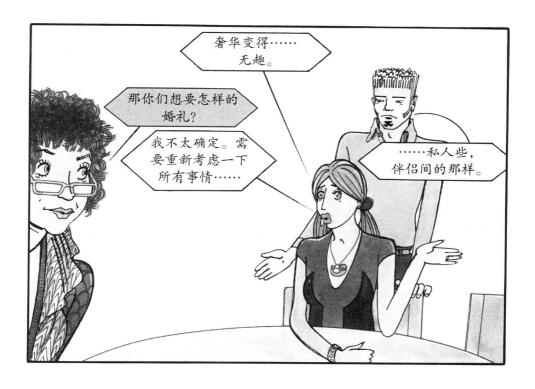

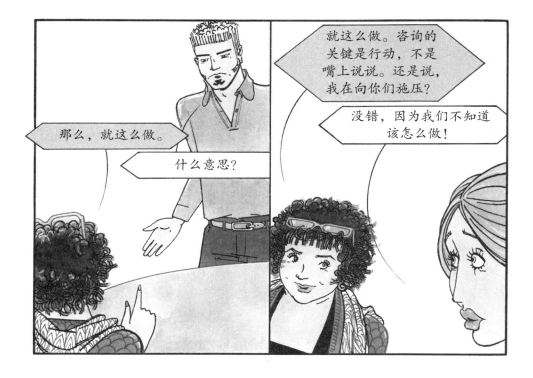

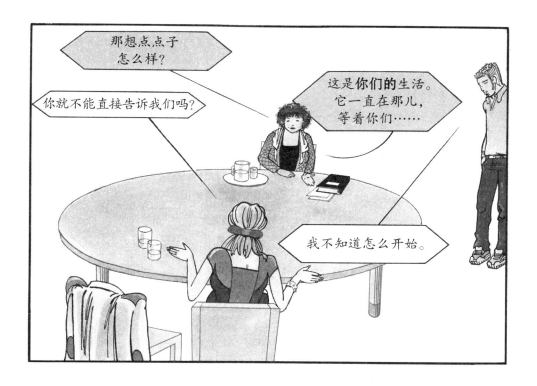

作为咨询师，我挑战他们开始考虑他们能够采取的行动，这样才能从痛苦的经历中发掘出些许有益的东西。我很警惕这对夫妻想要**我**来安排他们未来生活的微小举措或急迫心情。

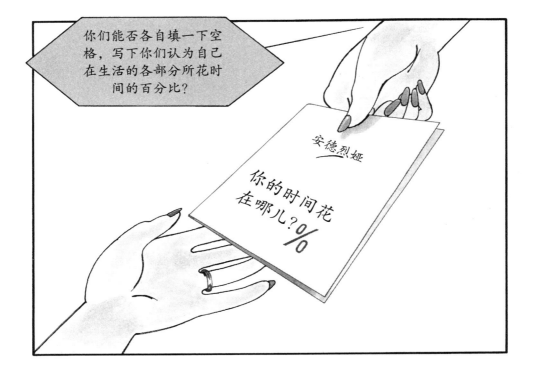

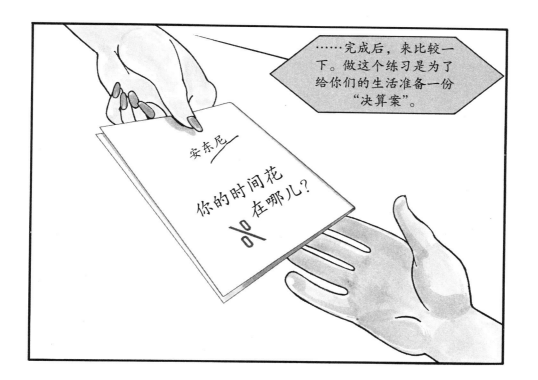

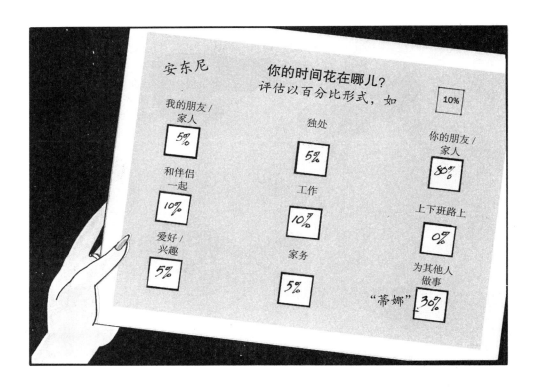

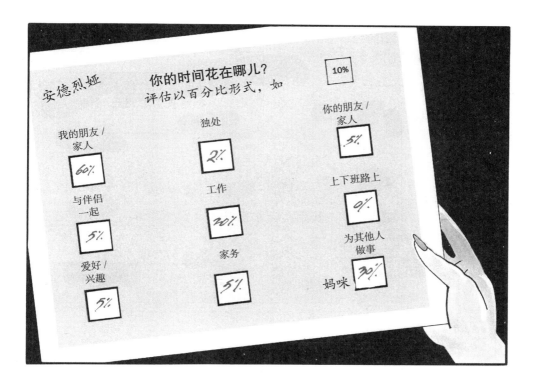

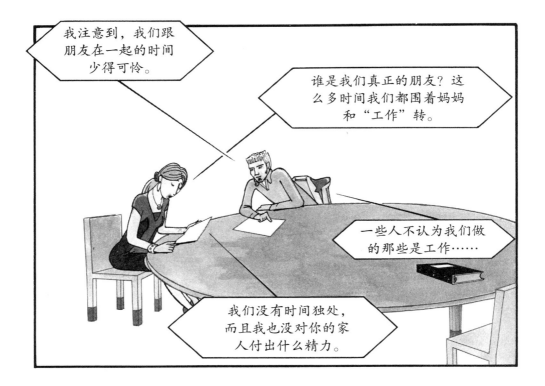

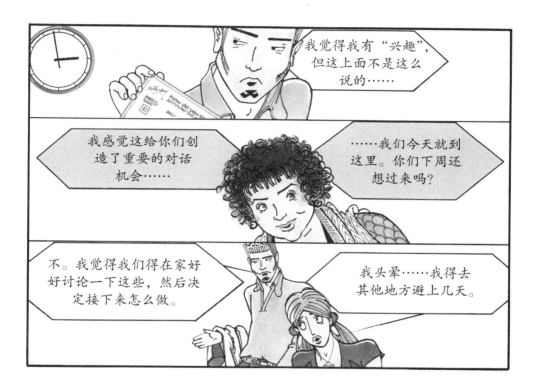

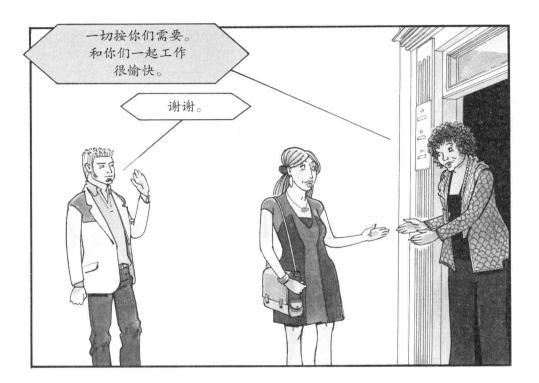

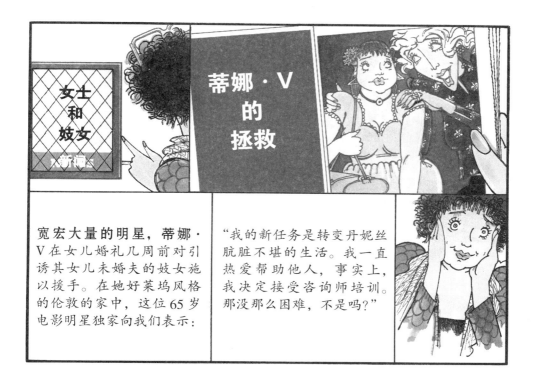

宽宏大量的明星，蒂娜·V 在女儿婚礼几周前对引诱其女儿未婚夫的妓女施以援手。在她好莱坞风格的伦敦的家中，这位65岁电影明星独家向我们表示：

"我的新任务是转变丹妮丝肮脏不堪的生活。我一直热爱帮助他人，事实上，我决定接受咨询师培训。那没那么困难，不是吗？"

……我是不是终究得见蒂娜·V？

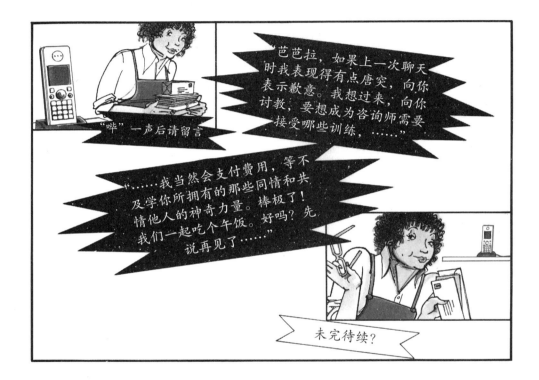

"哔"一声后请留言

"芭芭拉，如果上一次聊天时我表现得有点唐突，向你表示歉意。我想过来，向你讨教，要想成为咨询师需要接受哪些训练，……"

"……我当然会支付费用，等不及学你所拥有的那些同情和共情他人的神奇力量。棒极了！我们一起吃个午饭。好吗？先说再见了……"

未完待续？

最亲爱的，妈咪……

鲁迪·达洛斯和芭芭拉·布卢姆菲尔德点评

安德烈娅和安东尼几周后就要举行婚礼，但是，安德烈娅逮到未婚夫上网络性爱聊天室。第一次来芭芭拉的咨询室时，她气疯了。

 我考虑到的最大问题是，这两个年轻人的讲述与其说表达了被奢华生活宠坏，不如说是情感匮乏，生活在母亲的阴影之下。你谈到这对他们生活的影响，然后他们的母亲就来电，意图插手治疗。这里有一个选择：你尝试邀请她加入，还是替这对年轻人划出边界。我的看法是，这样做很冒险：有很大的风险他们会联合起来，回过头来反对你。

 是的，他们可以结束咨询，留下一句："你不是个好咨询师！"

 但接下来你给了他们把妈妈带进咨询室的机会……

 ……而他们意识到她插手的危险。

 我想知道，你是否会说："蒂娜，我很感激你想被邀请加入进来，你是否介意我先问问孩子们？"

 有意思的是，在 Relate 的设置下，我们不被允许告诉蒂娜，我们在见她的女儿和她男朋友。但作为私人咨询师，我肯定会那样说。

 你似乎对两个孩子有种保护欲……

 你称他们为孩子，但他们已经30岁了！

 我确实觉得我这样称呼他们也有不对的地方。

 他们似乎认识到了不受打扰的空间的价值。

但他们是林子里的小宝宝。如果离开母亲跑得太快，情况可能会恶化。要是有人在他们远离母亲、担惊受怕的过程中施以援手和指引，母亲会如释重负些。

我觉得我宁愿反对那位母亲，事实上我也是这么做的。我拒绝买她人情。

以系统式治疗的观点考虑一下，如果她想和你一起工作，我认为你应该允许她参与。她在向你寻求帮助。

感谢你的重构：我看到了蒂娜控制的一面，你则认为她想发展自己的情感能力——不仅是权力和控制，也有关感到自己有帮助、有价值。但，作为咨询师，我有点怕这样强势的女性走进**我的**咨询室告诉**我**该做什么！

当你有这种感觉时，向督导或顾问寻求支持很有帮助，也就是说，你不是孤立无援。

很好的建议。

当来访者说："我们想两天后来见你。"我们该怎样应对？我们不想让他们觉得两天后他们**应该**过来是件很严肃的事情。我们想传达这样的信息："我们相信你们能坚持一周、两周或三周。"

当来咨询的夫妻说出"帮帮我！我快要结婚了，但是一切都不对了！"或者"帮帮我，我们的孩子快出生了，可他想离开我们！"，很难帮他们厘清这样紧急的局面。

咨询师这样说怎么样："我有信心事情不会在一周内变得一塌糊涂，但考虑到你们对婚礼的关切，我们可以两天后见个面。"如此，我们就传达出了我们相信他们能够应对，但也给予他们支持的信息……

有时很难让来访者停止争吵。你在遏止咨询室里的争执上有什么主意？

我会考虑给他们些解释，提出些问题："你们是想继续这样激烈地对话，还是停一下，深呼吸一下，这样你们可以冷静一些？"告诉他们退一步**不容易**并没坏处。这几乎等于自相矛盾地说："你们可以这样。"

我一直很警惕这种做法，以免听起来像我在建议："这是个好想法，但**你们可能没能力办到**。"

我的经验是，加入这句会有帮助："嗯，你可能发现这不容易……"你的咨询风格传递出积极的态度，但在有些方面也比较现实，也就是你不会期待过了一个晚上会出现奇迹。

如果我是来访者，我会讨厌咨询失败而让咨询师失望的羞耻感。我的意思是，我们难道不是在咨询室里尝试为来访者和咨询师营造平等的对话环境？

你在问他们希望将来变成什么样时，你在想什么？

嗯，有时候来访者会觉得咨询的关键就是谈话。可并不是！当我们考虑伊根（Egan）的咨询三阶段模型（解释、理解、行动）时，有不进入行动阶段的风险。

你问"……我在向你们施压？"这一点很棒。当他们回答"没错，我们不知道该怎么做"，你接着说"嗯，这是**你的**生活，它一直在那儿等着你"。更放开些怎么样："嗯，你们想要我就你们该怎么做给出建议，还是想利用这个机会开拓一些新的想法？"你说"这取决于你们"，但接着你又重提了他们的困境和不知所措，以及你对他们的支持。

我应该坚持再多拒绝些吗？

我认为这是展现你的敏感的一个很好的例子。校长会说："得了你们俩，努力点！"而你所保持的一种温暖关怀的咨访关系比单纯说"你们需要为自己考虑"重要得多。

很多咨询师拘泥于**不**给出建议这一点。但我觉得，咨询室确实可以变成一个给出建议的地方，尤其是当父母双方都无力帮助时。

这取决于他们是否希望得到建议。但我很爱说这句："我可以给你些建议，但你可以不采纳。"

拓展阅读

Games People Play: The Psychology of Human Relationships by Eric Berne（2010）London：Penguin Books.

> 这是有关人际沟通分析（Transactional Analysis，TA）的众多专著中的第一本，该人格理论描述了人是如何组织心理结构的。其最为人所知的模型，父母—成年孩子相互作用的自我阶段模型，得到了咨询师的广泛使用和来访者的充分理解。

Structural family therapy（article）by Jorge Colapinto，in A.Horne and M.Ohlsen（eds.），*Family counseling and therapy*（1982）. Itasca，Ill.：Peacock.

> 活现（enactment）是一个家庭治疗术语，指咨询师让一对夫妻或一个家庭表现出他们日常的夫妻或家庭关系模式。系统式家庭治疗理论的一个核心概念是，由于个人"病理"或机能失调而对夫妻或家庭成员**间**的交流系统造成影响。我认为这篇文章在深入阐述这一点上很有帮助。

An Introduction to Family therapy: Systemic Theory and Practice, Third Edition by Rudi Dallos and Ros Draper（2010）. Maidenhead：Open University Press.

Attachment Narrative Therapy: Integrating Systemic, Narrative and Attachment Approaches by Rudi Dallos（2006）. Maidenhead：Open University Press.

> 鲁迪·达洛斯和罗斯·德雷珀所著的这两本书对系统式家庭治疗的发展历史、概念和技术给出了全面、易读的介绍。

Playful Approaches to Serious Problems: Narrative Therapy with Children and Their Families by Jennifer Freeman（1997）. London：Norton Professional Books.

Draw on Your Emotions by Margot Sunderland and Phillip Englehart（1997）. Milton Keynes：Speechmark Publishing Ltd.

> 作为创意作者，我一直受到提升关系质量的创意和活动方法的影响。我相信，相比谈话，许多来访者更能通过"动起来和创作起来"取得进步，"动

起来"在咨询过程中对来访者的改变更大。有许多关于创意咨询的杰出著作，在此我简单提一下两本我尤其喜欢的。第一本书作者是詹妮弗·弗里曼，她引领了澳大利亚阿德莱德的杜维曲中心的家庭治疗思潮，提供了一种非常有趣的叙事治疗方法。他们的网站很有意思，也收录了一些文章的存档：http://www.dulwichcentre.com.au/michael-whitearchive.html。

第二本书是森德兰和恩格尔哈特所著的众多好书中的一本，带给面向家庭和年轻人的咨询一些视觉上的趣味活动。

The Relate Guide to Finding Love by Barbara Bloomfild（2009）. London：Vermilion Press.

这本书提供了面向约会和婚恋关系各方面的通用建议和帮助。章节短小、明快，每一章都有一个练习和个人记录。有关其他 Relate 方面的书和在线资源可以从这个网站获取信息：www.relate.org.uk。

Happy Relationships at Home, Work & Play by Lucy Beresford（2013）. Maidenhead：McGraw-Hill Professional.

在这本书中，心理治疗师和心理学家"着急阿姨"露西·贝雷斯福德开门见山地点破如何收获和谐、完满的人际关系。无论是伴侣、孩子、上司还是岳母 / 婆婆，又或者是最重要的——我们自己，露西都会用清晰、睿智而温暖的字句帮助我们理解，并告诉我们如何修复这些复杂的人际关系。

Write from the Heart

www.writefromtheheart.co

瓦尔和我在英国布里斯托创立了一个创意写作和冥想工作坊并提供各种活动。这是我们的网站，上面有更多信息。我们也出售由艾伦·苏厄茨绘制的迷你叙事卡片包，每一张都能给日常生活带来灵感。也请关注我们的突发诗歌分发机——它会来到你的街角，带给你诗歌和智慧的启发！

Lapidus

www.lapidus.org.uk

这个网站推广能给人带来幸福感的创意写作和阅读，以及有益个人发展、健康和社区的艺术治疗方法。

上海社会科学院出版社心理类图书目录（部分）

心理咨询进阶丛书

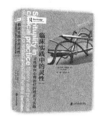

越来越多的精神科医生、心理治疗师、心理咨询师希望在专业工作中增加灵性和精神的维度，并将之付诸实践，证明其有效性。

斯佩里博士围绕这个核心需求成书，在各章节中强调了灵性取向心理治疗的过程：

· 治疗关系
· 评估及个案的概念化
· 干预
· 评估及结案
· 文化及伦理敏感性的干预

临床实践中的灵性：灵性取向心理治疗的理论与实践（第2版）

（美）莱恩·斯佩里　著

陈曦　李川云　译

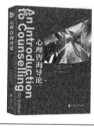

本书是心理咨询专家麦克劳德教授的又一力作。新版增加人际沟通分析等四个关于咨询关键问题的新章节，拓展在线咨询、户外治疗、残障人士咨询等方面的技术在治疗中的应用，每章包含导言、结论、进一步讨论的问题和拓展阅读，帮助读者更深入学习。

心理咨询导论（第4版）

（英）约翰·麦克劳德　著

夏颖　等　译

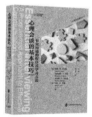

有效沟通是通往咨询师职业之路的第一步。会谈是咨询师必须具有的重要技能之一。这本书即面向有志成为职业咨询师的广大读者，囊括不同职业场景下成功会谈必需的步骤和技巧。书中采用的程序式学习模型已得到三十余年的培训和实践验证。

心理会谈的基本技巧：有效沟通的程序式学习方法（第九版）

（加）戴维·R.伊凡斯

　　　玛格丽特·T.哈恩

　　　麦克斯·R.乌尔曼

（美）艾伦·E.艾维　著

白雪　王怡　译

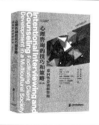

本书是当代心理咨询大师艾伦·E.艾维的名作。书中所介绍的会谈和咨询微技巧的有效性已得到450余项以数据为基础的研究的证明。学习者可以通过阅读和实践，逐步掌握咨询的基本技能，使用倾听和影响技巧顺利完成会谈。

心理咨询的技巧和策略：意向性会谈和咨询（第八版）

（美）艾伦·E.艾维

　　　玛丽·布莱福德·艾维

　　　卡洛斯·P.扎拉奎特　著

陆峥　何昊　石骏　赵娟

林玩凤　译

心理咨询进阶丛书　　　　　　　　　　　　　　　　　　　　（续表）

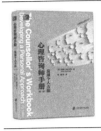

心理咨询师必备工作手册。

新版向广大心理咨询师提供了从业过程中一系列关键问题的个性化应对方案，助益咨询师个人发展与职业发展。本书可搭配同作者的《心理咨询导论》（第四版）学习使用。

心理咨询师手册：发展个人方法（第二版）
（英）约翰·麦克劳德　著
夏颖　等译

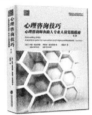

心理咨询技术的 A 到 Z，你想知道和应该知道的都在这里！
心理咨询教授麦克劳德教授的畅销之作，提供有效帮助疲于应对日常生活问题的人们的实践方法和策略。

心理咨询技巧：心理咨询师和助人专业人员实践指南（第二版）
（英）约翰·麦克劳德
　　　茱莉娅·麦克劳德　著
谢晓丹　译

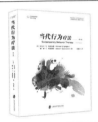

行为疗法从纸上到实操，只需：①翻开这本书，②阅读，③实践。
本书系统全面地介绍了当代行为疗法，囊括加速／减速行为疗法、暴露疗法、示范疗法、认知行为疗法、第三代行为疗法等。

当代行为疗法（第五版）
（美）迈克尔·D.斯宾格勒
　　　戴维·C.格雷蒙特　著
胡彦玮　译

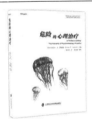

心理治疗师真的更容易变成精神病患者、瘾君子、酒鬼或工作狂？
迈克尔·B.萨斯曼博士携近三十位资深心理治疗师、精神分析师、社会工作者详细回顾从业历程，真诚讲述亲身经历，深刻反思工作得失。

危险的心理治疗
（美）迈克尔·B.萨斯曼　主编
高旭辰　译
贺岭峰　审校

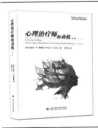

心理治疗师在治疗你的心理问题？
——不，是你在治疗他。
"你为何而来？"来访者的治疗通常开始于这个问题。那么驱使治疗师选择这一职业的真正动机是什么？请带着疑问与猜想，翻开本书，寻找答案。

心理治疗师的动机（第二版）
（美）迈克尔·B.萨斯曼　著
李利红　译

心理咨询进阶丛书 （续表）

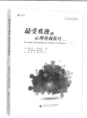

65 个咨询技术，总有你想要的！
这是一本由一群心理咨询师共同编写的关于心理咨询技巧的书，每篇中作者都非常清晰地告诉你该如何操作这种技术，该注意些什么。

最受欢迎的心理咨询技巧（第二版）
（美）霍华德·G. 罗森塔尔　著
陈曦　等译

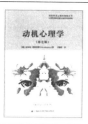

揭秘"我所欲"。
本书悉心甄选了众多日常生活中的案例，从自我经历谈起，为读者清晰描绘了各种典型的动机行为。通过对情境激励的分析，逐步过渡到经典动机心理学理论。

动机心理学（第七版）
（德）法尔克·莱茵贝格　著
王晚蕾　译

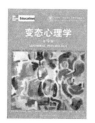

用最详实的案例告诉你，心理的"变态"是如何悄然发生的。
本书是异常心理学研究领域的经典著作，美国 300 多所院校均采用本书作为教材。任何一个想让自己的未来更加美好、生活更加快乐的人，都应一读本书。

变态心理学（第九版）
（美）劳伦·B. 阿洛伊
　　　约翰·H. 雷斯金德
　　　玛格丽特·J. 玛诺斯　等著
汤震宇　邱鹤飞　杨茜　等译

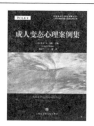

一天最多看一篇，看多容易得精分。
——豆瓣书友
本书通过丰富的案例对成人心理疾病的本质进行了生动描述，分析心理疾病是如何影响受精神困扰的人及其周围人的生活。

成人变态心理案例集
（美）欧文·B. 韦纳　主编
张洁兰　王靓　译

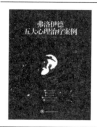

重温精神分析之父弗洛伊德经典之作。
本书精选弗洛伊德笔下的五个最为著名的案例：小汉斯、"鼠人"、"狼人"、施雷伯大法官和少女多拉，细致且精辟的描述和分析展现了精神分析理论和临床的基石。

弗洛伊德五大心理治疗案例
（奥）西格蒙德·弗洛伊德　著
李韵　译

心理学核心课丛书

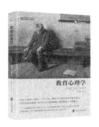

伍尔夫森博士潜心二十年之作，涵盖当代教育心理学研究前沿：自闭症谱系障碍、拒学行为、阅读障碍、校园欺凌、全纳教育。

本书内容详实、编排紧凑、形式多样，侧重当代教育心理学的核心研究和应用议题，向教育工作者（特别是特殊教育领域）提供必要的启示与参考。

教育心理学

（英）丽莎·马克斯·伍尔夫森　著

杜保源　等译

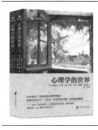

北美地区广受欢迎的心理学导论教材。本书系统介绍了心理学基本原理，涵盖认知心理学、发展心理学、人格心理学、临床心理学、社会心理学等领域，同时联系实际生活，带领读者走进引人入胜的心理学世界。

心理学的世界（第五版）

（美）塞缪尔·E.伍德

　　埃伦·格林·伍德

　　丹妮斯·博伊德　著

陈莉　译

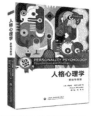

是性格决定命运，更是人格决定命运。玛丽安·米瑟兰迪诺女士向读者介绍了人格心理学领域的基础和最新研究成果，向读者娓娓道来个体差异研究及每个人是如何成为这样的人。

人格心理学：基础与发现

（美）玛丽安·米瑟兰迪诺　著

黄子岚　何昊　译

法国当代心理治疗丛书

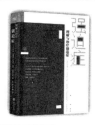

2% 至 3% 的人正苦于强迫思维 / 强迫行为。强迫症不是矫情、恶作剧或以种种借口操纵家人、朋友替他们做这做那。强迫症是一种真正的疾病。理解什么是强迫症，强迫症患者有哪些症状，再考虑选择哪种合适的治疗方法帮助他们。

理解与治疗强迫症
（法）安妮-埃莱娜·克莱尔
　　樊尚·特里布　等著
朱广赢　张巍　译等　著

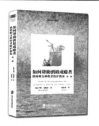

当自己或身边亲人受困于酒精成瘾，该如何找到重获清醒的方法？又该如何找回生活乐趣？
本书取材自作者戈梅兹医生同法国酒精病学临床研究与互助协会超过 20 年的合作实践，向读者展示了一条全新、可行的道路。

如何帮助酒精成瘾者：酒精相关障碍者陪护指南（第二版）
（法）亨利·戈梅兹　著
何素珍　译

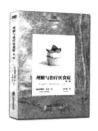

《理解与治疗厌食症》向读者展示了如何带着希望陪伴一种痛苦，而这种痛苦往往在很久之后才能找到意义。事实上，治疗的目的不仅仅在于治愈症状，它首先关注的是这些患者生存困境的变化，让他们可以摆脱被他人控制的恐惧，从而迎接与他人的正常互动，乃至亲密互动与交往。

理解与治疗厌食症（第二版）
（法）柯莱特·孔布　著
俞楠　译

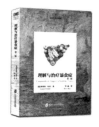

《理解与治疗暴食症》解答了暴食症的起源和治疗等主要问题。暴食欲望的起源是什么？这种饮食障碍是怎么发生的，又是怎么迅速发展的？它对精神生命有什么影响？
暴食行为似乎是用来保护私密空间的一种方式。暴食症有可能会揭露其他秘密的存在，把我们引向情感以及人类体验的最初起源。

理解与治疗暴食症（第二版）
（法）柯莱特·孔布　著
华森　译

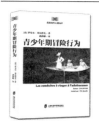

以心理学和社会学视角，重新探究"年少轻狂"。
本书立足文化背景和个体成长视角，着重探讨出现在青少年向成人过渡阶段的冒险行为问题，并对病理性冒险行为的预防与诊治给出现实而积极的建议与指导。

青少年期冒险行为
（法）罗贝尔·库尔图瓦　著
费群蝶　译

法国当代心理治疗丛书

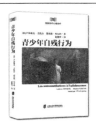	何处磨砺的刻刀，要在少年的身上留下疼痛的徽章？ 越来越多的青少年出现自残行为，这些行为的根源往往在于家庭，而不是社会。本书建议以心理治疗结合药物治疗，制定多渠道的完整治疗方案。	**青少年自残行为** （法）卢多维克·吉凯尔 　　里斯·科尔科　著 赵勤华　译
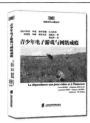	用正确的方法，带领孩子在游戏与网络中收获快乐与成长。 本书分析了电子游戏与网络本身的特点，从精神病学角度揭示网络成瘾的原因，详细介绍以青少年为主的各类人群的网络成瘾评估方法和治疗方案。	**青少年电子游戏与网络成瘾** （法）卢西亚·罗莫　等著 葛金玲　译
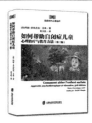	每一个来自星星的弗朗索瓦，都应遇见方法与温情并重的艾米女士。 作者用 12 年时间潜心为一位自闭症儿童提供咨询、治疗、训练服务，理论结合实践，向读者展示了如何实施治疗、如何与家长合作，从而帮助自闭症儿童发展、成长。	**如何帮助自闭症儿童：心理治疗与教育方法（第三版）** （法）玛丽-多米尼克·艾米　著 姜文佳　译

心理自助 CBT 书系

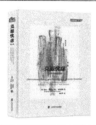

过度忧虑不仅无助于问题的解决，还会影响我们的身体健康、社会功能和整体生活质量，而这又会进一步导致我们更加忧虑。本书系统应用认知行为疗法的技术和理念，带我们深入了解忧虑产生和发展的心理过程，有针对性地制定打破忧虑循环的办法。

克服忧虑（第二版）
（英）凯文·莫里斯
　　马克·弗里斯顿　著
扈喜林　译

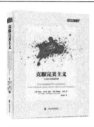

一本系统运用应用认知行疗法帮助深陷消极完美主义的人们走出困境的自助手册。本书内容的精华不在于传授具体方法和技术，而在于帮助读者根据自身特点，打造个性化、系统性的改变计划，并针对改变之旅各个阶段容易出现的问题，给予对应的支持和指导。

克服完美主义
（英）罗兹·沙夫曼
　　莎拉·伊根
　　特蕾西·韦德　著
徐正威　译

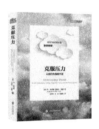

本书运用认知行为疗法的理念和技术，从改变我们对压力的认知和应对方式入手，帮助读者建立了一套系统的训练计划，从根本上改变我们与压力的相处方式。书中的观点不是简单地说教，而是帮助读者在了解自身情况的基础上，建立自己个性化的技巧和策略，并及时进行训练和巩固。

克服压力
（英）李·布萝珊
　　吉莉安·托德　著
信乔乔　王非　吴丽妹　译

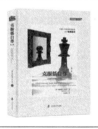

低自尊——我们常常以"不自信""羞怯"等词来称呼它——几乎是所有人的通病。你可以坦然接受这一点，这没什么大不了的。但如果你不堪其扰，试图做点什么的时候，除了开始行动的决心，这本书里能找到你所需要的绝大多数东西。

克服低自尊（第二版）
（英）梅勒妮·芬内尔　著
聂亚舫　译

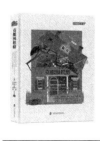

"双十一"你"剁手"了吗？是不是囤了一大堆根本用不到也不想扔的东西？如果是，意味着你也是囤积大军的一员。囤积点东西总能让人感到安全和满足，但要是到了"癖"的程度，就不是那么回事了。这是一本不喊口号，不打鸡血，专注教你如何科学地"断舍离"的自助手册。

克服囤积癖
（英）萨万·辛格
　　玛格丽特·胡珀
　　科林·琼斯　著
李红果　译

心理自助 CBT 书系 （续表）

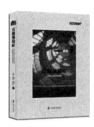	你是否经常被不断循环、挥之不去的念头或想法困扰。你也许感觉自己需要不断洗手、囤积物品或在离家时反复核对所有开关是不是都关好了。这些都是强迫症的症状。通过本书你可以学习如何打破无益的强迫循环，减轻侵入性的想法、意象或者冲动带来的痛苦，以及逐渐减少和克服强迫行为。	**克服强迫症** （英）戴维·维尔 　　　罗布·威尔森　著 韩笑　译
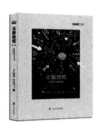	你是否时常感觉自己被莫名其妙但又无比真实和强烈的恐慌感淹没？你是否会为了避免这种痛苦的体验而回避某些特定的情境？这本自助手册基于认知行为疗法技术，以及作者多年惊恐障碍治疗的临床经验，为深受惊恐障碍困扰的人们以及他们的家人朋友提供必要的指导。	**克服恐慌（第二版）** （澳）维贾雅·马尼克瓦萨加 　　　德里克·希尔拉夫　著 胡贞　译

更多好书

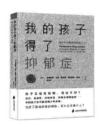

孩子面临抑郁的威胁，家长应该做些什么？这本家庭指南可以给你答案——
· 青春期孩子抑郁了会有哪些症状？
· 抑郁症是如何诊断的？
· 药物治疗抑郁症安全吗？医生会怎样为我的孩子选择药物？
· 如果孩子的情况没有改善，作为家长我可以怎样调适自己？

我的孩子得了抑郁症：青少年抑郁家庭指南（第二版）
（美）弗朗西斯·马克·蒙迪莫
　　　帕特里克·凯利　著
陈洁宇　译

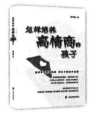

孩子发脾气＝培养孩子情商的机会，每个父母都能成为孩子情绪智力的明星早教老师。
面对孩子大发脾气，由于缺乏必要的知识，家长往往会走入专制型、疏忽型或放任型父母的教育误区。本书从情商的心理学原理出发，点拨早期教育相关的情绪智力知识，指导父母学会辨别孩子的情绪反应、学会安抚引导孩子的不良情绪。

怎样培养高情商的孩子
梁宁建　著

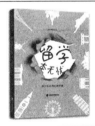

《留学本无忧》精选青少年面临的实际心理问题，帮助家长在青少年留学前系统地了解和学习心理知识和危机干预，对缓解家长和青少年的焦虑，解决青少年在留学中遇到的实际问题都有所帮助。

留学本无忧：青少年实用心理手册
（加）林家羽　著

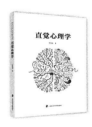

直觉一直是人类思维中较为神秘的部分，它快速、不可觉察，又令人困惑。在你不在意的时候，直觉悄然而至，给你意想不到的惊喜；当你想捕捉它的时候，它又会消失得无影无踪。
本书探讨了直觉的产生机制、直觉对人格的影响、直觉的利与弊、直觉应用的规律和成效等领域，帮助人们更加深刻地认识直觉。

直觉心理学
罗俊龙　著

更多好书　　　　　　　　　　　　　　　　　　　　　　　　　（续表）

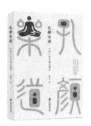	近几十年来，人们物质生活日渐丰饶的同时，精神困扰也随之而来，很大一部分原因或许跟文化传承的断失有关。然而，如何从传统中吸取适用于当下的养料，却不是简单的照搬或者扬弃能解决的，需要每个人自身不断地探索、反思。本书就是一次可贵的尝试，或许会对你有所启发。	**孔颜乐道：中国人的幸福心理学** 解真　著
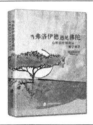	弗洛伊德创立精神分析是探索人性奥秘，医治心灵创伤的工具。《法华经》中也说，佛是大医王，能医众生之病，救众生之苦。近代西方的先知与远古东方的圣者，他们有什么交集？看完本书，或许你会有一些自己的理解。	**当弗洛伊德遇见佛陀：心理治疗师对话佛学智慧** 徐钧　著
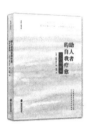	作为助人者，心理治疗师或咨询师不得不常常被卷入求助者的心理波澜之中，来不及消化理解的话，就会对自身健康造成影响。运用治疗师聚焦的技术，他们可以按照自己的节奏，体察自己在与来访者的工作中产生的各种感受和情绪。这个过程不仅能疗愈自己，也能加深对来访者的理解。	**助人者的自我疗愈：治疗师聚焦** （日）吉良安之　著 李明　译
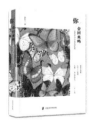	黄蘅玉博士将几十年心理咨询和治疗时的生死自由谈记录在此，希望与大家一起探讨生死难题。该书三个部分，儿童篇、青年篇、成人篇。生死是所有人迟早会面对的事实，耸立在人生终点的死亡界碑不该是令人焦虑或恐惧的刺激物，而是提示我们要更好地珍惜当下之乐的警示牌。	**你，会回来吗？——心理治疗师与你对话生死** 黄蘅玉　著
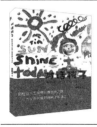	本书记录了黄蘅玉博士在加拿大从事儿童（按加拿大法律，指未满19周岁者）心理治疗工作18年所积累的丰富经验，以生动的个案展示了儿童心理治疗的规范化、人性化、团队化以及儿童特性化的工作方式。	**对话孩子：我在加拿大做心理咨询与治疗** 黄蘅玉　著

图书在版编目(CIP)数据

夫妻治疗 / (英)芭芭拉·布卢姆菲尔德等著;赵
秋蕙译 .— 上海:上海社会科学院出版社,2019
书名原文:Couple Therapy :Dramas of Love and Sex
ISBN 978 - 7 - 5520 - 2680 - 1

Ⅰ. ①夫… Ⅱ. ①芭… ②赵… Ⅲ. ①精神疗法 Ⅳ. ①R749.055

中国版本图书馆 CIP 数据核字(2019)第 028667 号

夫妻治疗

著　　者:(英)芭芭拉·布卢姆菲尔德
绘　　者:(英)克里斯·拉德利
译　　者:赵秋蕙
责任编辑:杜颖颖
封面设计:黄婧昉
出版发行:上海社会科学院出版社
　　　　　上海顺昌路 622 号　邮编 200025
　　　　　电话总机 021 - 63315947　销售热线 021 - 53063735
　　　　　http://www.sassp.cn　E-mail:sassp@sassp.cn
照　　排:南京理工出版信息技术有限公司
印　　刷:上海天地海设计印刷有限公司
开　　本:710 毫米×1010 毫米　1/16
印　　张:12.5
字　　数:200 千字
版　　次:2020 年 10 月第 1 版　2020 年 10 月第 1 次印刷

ISBN 978 - 7 - 5520 - 2680 - 1/R·056　　　　　　　　定价:49.80 元